出　品

 临床研究
促进公益基金

 中国抗癌协会
医学伦理学专业委员会

支　持

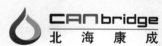

Tigermed 泰格医药

Pharma 研发客

蔻德罕见病中心
Chinese Organization for Rare Disorders

Boehringer
Ingelheim
勃林格殷格翰

CANbridge
北海康成

罕见病药物临床试验
受试者小宝典

主　审　张抒扬
主　编　洪明晃
副主编　常建青
　　　　毛冬蕾

中国健康传媒集团
中国医药科技出版社

图书在版编目（CIP）数据

罕见病药物临床试验受试者小宝典 / 洪明晃主编. —北京：
中国医药科技出版社，2024.5

ISBN 978-7-5214-4605-0

Ⅰ.①罕… Ⅱ.①洪… Ⅲ.①疑难病—临床药学—药效试验
Ⅳ.① R969.4

中国国家版本馆 CIP 数据核字（2024）第 089744 号

文字编辑　毛冬蕾　　张皓宇
本书插画　杨　睿
版式设计　锋尚设计
责任编辑　于海平

出版　**中国健康传媒集团** ｜ **中国医药科技出版社**
地址　北京市海淀区文慧园北路甲 22 号
邮编　100082
电话　发行：010-62227427　邮购：010-62236938
网址　www.cmstp.com
规格　787×1092mm　¹/₃₂
印张　10.25
字数　196 千字
版次　2024 年 5 月第 1 版
印次　2024 年 5 月第 1 次印刷
印刷　北京盛通印刷股份有限公司
经销　全国各地新华书店
书号　ISBN 978-7-5214-4605-0
定价　52.00 元

获取新书信息、投稿、为图书纠错，请扫码联系我们。

"健康中国"建设道路上，一个都不能少。虽然罕见病发病率较低，但由于我国人口基数大，罕见病其实并不罕见。党的二十大报告指出，"把保障人民健康放在优先发展的战略位置"。提高罕见病防治保障水平，让罕见病患者共享高质量医疗服务，不仅关系个体健康，也关系千万家庭幸福。

党和国家一直高度重视罕见病防治保障事业发展。特别是党的十八大以来，政府和社会各界的关注和支持力度不断增加，多部门联合发布两批《罕见病目录》、成立国家罕见病质控中心、推动罕见病用药进入医保目录、出台《罕见疾病药物临床研发技术指导原则》、鼓励罕见病防治医疗器械研发等。今年政府工作报告明确提出要"加强罕见病研究、诊疗服务和用药保障"。2023年9月，疑难重症及罕见病全国重点实验室在北京协和医院正式启用，与清华大学、中国医学科学院基础医学研究所携手，积极参与、主导国际多中心临床研究及国内本土创新药研发，牵头罕见病药物临床试验，高效精准招募受试者，不断加快新药研发步伐……这桩桩件件和系列突破性进展都为罕见病患者及家庭带来更多希望。

坚守从医初心，帮助罕见病患者解决急难愁盼是我们始终努力的目标。据统计，目前尚有95%的罕见病缺乏特效治疗药，然而在600余个已获批的有效罕见病治疗药品中也尚无我国原创研发的，这都加重了国内罕见病患者面临的"境外有药、境内无药""药价过高"等药物可及性负担。

为努力解决急危重疑难罕的"卡脖子"医学难题，我们应大力推进"以患者为中心"的药物研发，持续提升国内创新药原研能力。罕见病药物临床试验是一项极其专业严谨的科研工作，离不开患者的大力支持与罕见病患者组织的积极响应。正如罕见病患者需要被"看见"一样，药品研发、临床试验的知识也应向罕见病患者敞开"大门"，让他们更好了解、参与并维护好自身权益，从而加速打通罕见病药物研发的"医、研、企"链条，提升研发质效。在此背景下，这本《罕见病药物临床试验受试者小宝典》科普书应运而生。

路漫漫其修远兮，医学科学的探索是永无止境的。罕见病诊疗和科学研究事业方兴未艾，让我们携手并进、聚光成塔，为更多罕见病患者及家庭点亮希望！

中华医学会罕见病分会主任委员
北京协和医院院长

张抒扬

2024年4月

　　罕见病是发病率极低的一大类疾病的统称。《中国罕见病定义研究报告2021》定义，即新生儿发病率小于1/万、患病率小于1/万、患病人数小于14万的疾病划入罕见病。

　　因为罕见，公众警觉少，晚期病例多

　　因为罕见，企业研发少，缺医少药多

　　因为罕见，医生经验少，误诊误治多

　　因为罕见，社会关注少，家庭贫困多

　　因为罕见，患者相对少，试验困难多……

　　随着社会的发展和诊断的进步，罕见病呈现不断增加的趋势，严重影响身体健康甚至危及生命，给涉及的患者与家庭以及社会增加了沉重的负担，需要引起全社会的关注。

　　虽然罕见，各界的关注及帮助不能少

　　虽然罕见，科学的研究和诊治不能少

　　虽然罕见，灵活的政策与审批不能少

　　虽然罕见，"健康路上，一个都不能少"

　　其实，罕见不一定少见，罕见病不应该被忽视。

　　据报道，全球已发现7000多种罕见病。2018年和2023年，国家卫生健康委先后公布了两批罕见病目录，第一批121个、第二批86个。据估计，我国罕见病患者约2000万人，每年新增超20万人，在我们身边，每100个人中就有1.5个罕见病患者。罕见病对社会、经济、医疗等多方面均存在不容忽视的影响，是重要的公共健康问题之一。

我们编写的第三本《罕见病药物临床试验受试者小宝典》关注罕见病，通过聚焦罕见病药物临床试验和受试者，普及罕见病临床试验的基础知识和相关政策，期望社会各界更多关注罕见病并帮助罕见病患者，共同推动更多罕见病药物的研发与上市……

中国抗癌协会医学伦理专委会首任主委
中山大学肿瘤防治中心临床研究部教授

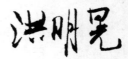

2024年3月

目 录

你问我答

罕见病治疗

罕见病药物临床试验特点

罕见病药物临床试验审评审批

儿童罕见病临床试验特点

参加临床试验

罕见病去中心化药物临床试验

研究者故事

受试者故事

患者组织和研发者故事

你问我答

罕见病定义

什么是罕见病？罕见病的定义或范畴是什么？

在临床意义上，罕见病是指发病率低、病情偏严重、诊断治疗较为复杂的疾病，一般为慢性疾病，常常危及生命。罕见病并非特指某种疾病，而是对一大类散落在不同系统的罕见疾病的统称。

在社会意义上，罕见病本质上是一个相对概念。

首先，罕见病的定义在时间维度上可变，其社会认知可依据情况被随时重新定义。随着人类对疾病研究的逐渐深入，一些罕见病可能会成为治疗技术成熟的"常见病"，同时也会有全新类别的罕见病例被发现；

其次，罕见病在空间维度上拥有地域特殊性。不同国家和地区往往基于本地实况和标准（如当地发病率、疾病对生命威胁的程度等），对罕见病形成不同的法律定义和干预政策。世界卫生组织将罕见病定义为患病人数占总人口0.065％～0.1％的疾病或病变。欧盟地区定义"罕见病"的标准是患病率低于1/2000，美国定义为在美患者低于20万人的疾病，日本的相关标准则是病人数少于5万的疾病。

由此可见，对罕见病做不同的法律释义和社会界定，主要与不同国家及地区的政策需求与资源禀赋配置相关。

（作者：蔻德罕见病中心　李婉格）

全球和我国罕见病流行病学的情况如何？罕见病在我国的分布如何？

根据Monarch Initiative平台的最新统计，截至2023年，目前已知的罕见病可能超过1万种，影响到全球约3.5亿人；中国的罕见病患者约2000多万人，同时每年新增诊断病例超过20万人。其中，约80%的罕见病是遗传性的，约50%的罕见病通常在儿童时期发病，会对预期寿命和生活质量产生

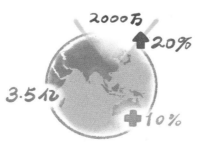

2000万
↑20%
3.5亿
✚10%
遗传80%　　儿童发病50%

严重影响。目前全世界只有约10%的罕见病患者能够得到有效的药物治疗。

　　了解罕见病的流行病学对于制定干预策略、完善治疗和服务体系、提高医疗保障水平和药品可及性至关重要。然而与常见病的数据和信息获取相比，要想准确掌握罕见病的患病率、诊断率、治疗率、临床相关患者亚群的代表性以及疾病的自然史等，难度可谓是成倍增加。此外，获得特定亚群的流行病学和患者群体数据可能更具挑战性，原因包括但不限于：罕见病的低患病率以及研究人员不断发现新的疾病或疾病变体等因素。因此，国内和国际的罕见病流行病学数据都不够准确，这是一个世界性的挑战。罕见病在我国的具体分布情况尚不清楚。

（作者：蔻德罕见病中心　李婉格）

罕见病大致分为哪些类型？

　　罕见病可能发生在全身不同系统，与常见病的疾病类型实为类似。于2018年被收录进《第一批罕见病目录》的罕见病包括但不限于：

　　免疫系统：例如白化病。由于酪氨酸酶缺乏或功能减退引起的一种皮肤及附属器官黑色素缺乏或合成障碍所导致的遗传性白斑病。患者视网膜无色素，虹膜和瞳孔呈现淡粉色，怕光。皮肤、眉毛、头发及其他体毛都呈白色或黄白色。

肌肉系统：例如面肩肱型肌营养不良症（FSHD）。该疾病主要由遗传缺陷造成，症状为缓慢进展的肌肉变性，伴随着逐渐加重的肌力减退以及肌肉的萎缩。

消化系统：例如波伊茨-耶格综合征。其特征性表现为皮肤黏膜色素斑和胃肠道多发息肉，发病率约1/200000，可增加胃肠道和非胃肠道癌症的风险。

骨骼系统：例如小儿戈谢病。中国患儿数为0.2～0.5例，主要临床表现为肝脾肿大、贫血、骨痛、发育迟缓、癫痫等。

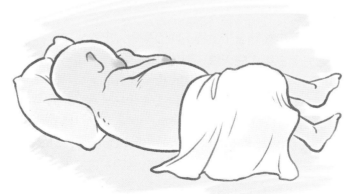

呼吸系统：例如热纳综合征。此为一种罕见的常染色体隐性遗传病，典型症状为骨骼畸形发育（主要指胸腔狭窄、四肢短小、骨盆形状异常）伴不同程度的呼吸困难，同时还存在肝脏、肾脏、眼部及中枢神经系统的病变。

神经系统：例如多灶性运动神经病（MMN）。一种少见的脱髓鞘性周围神经疾病，其临床表现为进行性非对称性肢体无力，以远端受累为主。典型特征是在运动神经上存在持续性多灶性传导阻滞，而感觉神经没有或只是很轻的受累。

（作者：蔻德罕见病中心　李婉格）

罕见病的主要发病原因是什么？

罕见病涵盖了多种不同的疾病，主要病因可大致分为三类：先天性、遗传性、后天性。

先天性罕见病　是指在胎儿发育期间出现的异常导致婴儿出生后出现症状。这些先天性罕见病可能与染色体异常、基因突变、母体感染、药物或其他环境因素等有关，代表病种有Denys-drash综合征（DDS）。这是一种因WT1基因发生自发性突变而出现的罕见疾病，全球报道不足500例。该疾病会导致泌尿生殖系统严重异常，患儿会出现外阴性别模糊、激素抵抗性肾病综合征、肾脏肿瘤等问

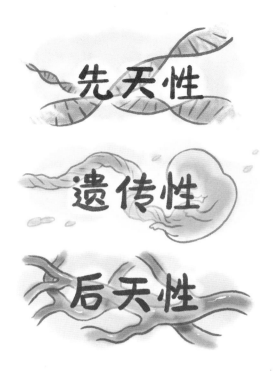

先天性

遗传性

后天性

题，往往活不到成年就夭折，而整个童年又会因为外阴性别模糊遭受各种歧视。

遗传性罕见病　是由于患者遗传了一些异常基因或染色体导致疾病的发生。这些遗传性罕见病可能与单基因突变、染色体异常、多基因遗传等有关。遗传性罕见病通常具有家族聚集的特点，即同一家族中多人出现相似的症状。代表病种为法布雷病，一种十分罕见的X染色体连锁遗传的鞘糖脂类代谢疾病，其发病机制是由于患者体内α-半乳糖苷酶A（α-GalA）先天性缺乏所致，从而使人体代谢产物酰基鞘氨醇三己糖苷（Gb3）和酰基鞘氨醇二己糖苷不能被裂解，在患者血管和各器官广泛蓄积，造成四肢非常剧烈的疼痛，并对肾脏、心脏、脑、神经等各器官产生严重损害造成病变，如得不到有效治疗将危及生命。

后天性罕见病 的代表病种有短肠综合征，是指患者由于某些原因导致大段小肠被切除后，剩余的肠管不能满足患者对营养的需求而导致的营养不良综合征。本病多出现在不同原因导致的广泛肠切除后，使患者不能良好的吸收营养，极大降低了患者的生活质量。

（作者：蔻德罕见病中心　李婉格）

罕见病给患者、患者家庭、医疗系统、社会带来了什么影响？

罕见病对患者造成的身体和心理伤害不容小觑。在药物不可及、不可负担的情况下，罕见病患者普遍难以获得药物或长期得不到充分的治疗，因病致残的现象时有发生。身体上的限制可能导致心理上的束缚，两者并存会使患者难以融入社会，进一步导致该群体的边缘化，很难得到社会的普遍关注和帮助，从而形成恶性循环。

同时，由于多数罕见病病种的药品价格高且需要长期治疗，在缺乏完善的医疗保障的情况下，治疗花费已成为患者及家庭的灾难性医疗支出，罕见病患者家庭因病致贫、因病返贫的现象也较为常见。相关统计显示，有约80%的罕见病患者家庭年收入低于5万元，而大部分患者每年在疾病治疗上的花费则占据了家庭年收入的80%。绝大多数的患者必须依靠家人的资助才能够看得起病，因此整个家庭必须共同承受疾病造成的经济负担。

家庭是社会的必要组成单位，个人和家庭的健康与福祉是构建和谐社会的核心；同时，看似封闭的个人困难实际上影响了微小单位的发展，从而在一定程度上限制了社会的整体生产力和效率。通过关注和改善罕见病患者的生活质量，对文明社会的进步发展具有重要意义；通过探讨解决罕见病的医疗保障问题，将可能为中国的医疗改革提供具有参考价值的实践案例，有助于探索提升创新能力的路径，最终为应对罕见病问题提供可行的解决方案。

（作者：蔻德罕见病中心　李婉格）

罕见病检测

以数种罕见病为例，它们是如何被诊断出来的？罕见病诊断的难度有哪些？

　　在所有已知的近10000种罕见病中，约80%是染色体或基因遗传导致的。通过绘制家系图，获取临床表型，提供恰当的遗传检测方案（如基因芯片、疾病Panel、外显子测序技术等），最终诊断遗传疾病。

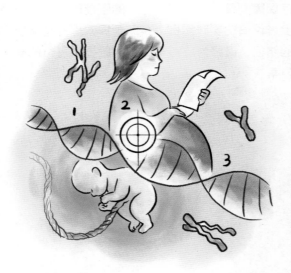

然而，罕见遗传病的诊断仍存在一定困难，疾病常存在临床异质性，单一疾病常涉及多个专科，造成跨专科诊疗困难，常常需要基于多学科的诊疗团队共同参与；即使同一基因致病，也可因为不同变异位点导致临床严重程度的较大差异；甚至相同变异也可在个体代际间存在异质性，导致疾病诊治的困难。部分常染色体隐性遗传病可能没有特异性的临床特征，且常规实验室检查结果也可能正常，这使得依赖实验室和临床评估来诊断变得更加具有挑战性。

　　随着分子遗传学技术的快速发展，大量罕见病有望获得诊断，继而得到系统性、针对性的医学干预。下列案例来自临床一线，反映了当前罕见遗传病的诊治过程。

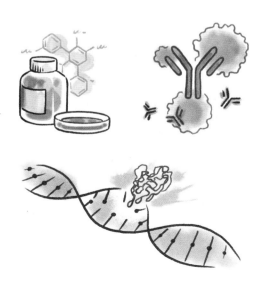

孕妇33岁，G2P1（G代表Gravida，意为怀孕的次数；P代表Para，意为生育的次数。G2P1意为这位孕妇已经怀孕两次，其中有一次成功生育），孕26周3天，自然受孕，因"胎儿股骨短"就诊。依据NICHD亚裔数据，胎儿估测体重及腹围均达标，股骨长1.1th（Z-Score-2.277）。前胎因相对性头盆不称，足月剖宫产一女孩，健康。孕妇本人身高151cm，有蓝巩膜，自诉幼年曾有2次骨折史，前胎生育后有双耳听力下降。否认家族成员相似表现。拟诊为成骨不全（osteogenesis imperfecta，OI）。经遗传咨询，孕妇及家属决定羊水遗传学检查，核心家系外显子测序提示孕妇及胎儿均携带COL1A1基因致病性变异，确诊为成骨不全Ⅰ型。患方表示可以接受，继续妊娠，同时提供母体专门的健康管理。

在这个病例中，孕妇的临床症状呈渐进性、慢性发展；由于其幼年期遗传学发展的局限性，骨科专科缺乏对于相关罕见病的认识，未能及时诊断为成骨不全。孕妇本人作为患者，从发病到确诊历时多年，最终因妊娠期检查发现胎儿指标异常，经临床遗传评估后明确诊断。这也提示临床遗传专科在罕见病防控中的重要作用。对于产前这一特殊时期，在面对胎儿疾病诊断的同时还需兼顾母体乃至整个家系，以便对患者提供恰当的医学干预。

案例2

孕妇30岁，G1P0，孕27周，自然受孕，因"羊水过多"就诊。早孕期胎儿NT偏厚（2.7mm，96.6th），经咨询行无创NIPT筛查低风险，孕22周3天胎儿大结构畸形排查及胎儿心超均未探及明显异常。孕26周6天随访提示羊水最大深度12.3cm、羊水指数330mm，评估亦探及胎儿双肾轻度分离、心肌偏厚（右心室显著）、鼻翼发育不良（朝天鼻）。孕妇及家属决定行羊水遗传学检查，核心家系外显子测序提示胎儿携带SOS1基因致病变异，确诊为Noonan综合征。经遗传咨询，孕妇及家属表示无法接受，要求终止妊娠。经伦理审核讨论通过引产。

这个病例是以Noonan综合征、部分骨骼发育异常为代表的罕见遗传疾病中的1例，这类疾病有望通过宫内表型线索经产前遗传学检测诊断。但因早期的宫内表型不典型，而出现典型表型时孕周偏大，导致对于检测周期的要求较高，且因宫内表型获取受限导致变异性质判定难度较大，甚或引发更多的伦理讨论。

孕妇32岁，G2P1，孕12周3天，自然受孕，因"前胎重度神经性耳聋"就诊。已行NT筛查正常。否认近亲婚配，前胎足月剖宫产一男孩，出生后多次听力筛查双耳均未通过。听力专科门诊评估重度感音神经性聋，耳部CT检查提示双侧前庭导水管扩大，经PCR直接测序提示患儿携带SLC26A4基因纯合致病变异，父母各携带一个致病变异。本次妊娠就诊咨询后于12周5天行绒毛活检，PCR测序提示胎儿系携带者，孕妇及家属充分理解产前诊断的局限性，决定继续妊娠。出生后新生儿听力筛查通过。

这个病例属于以遗传性耳聋、脊髓性肌萎缩症（SMA）、代谢病等为代表的常染色体隐性遗传病，属于功能性异常，宫内常无显著的临床表型。因不同基因型存在较大的临床异质性，部分可能因临床症状出现较迟而无法实现二级预防。以往的预防模式是以出生缺陷家庭再生育的策略展开，近年来随着针对热点致病变异的携带者筛查技术的开展，有望在普通健康人群中实现子代患病风险的防控，实现优生优育的目的。

在罕见病诊断中，生物标记物发挥什么作用？

遗传疾病发生涉及基因组-转录组-蛋白质组-临床表型等。并非所有罕见病均能发现明确的致病基因，特征性的生物标记物有助于罕见病的诊断，也可用于疾病严重程度的监测。广义上的生物标记物包括临床表型和实验室指标等。目前常用的生物标记物包括：

1. 具有潜在诊断价值的RNA分子标记物，如miRNA、lncRNA等非编码RNA。此外，通过RNA测序可用于因剪切位点变异导致转录组改变的遗传病诊断；

2. 蛋白质、多肽等：基于抗原抗体反应的经典蛋白质检测技术，有助于罕见病的诊断及疾病严重程度的随访。近年来基于质谱法和新型蛋白分析法的蛋白组学技术的快速发展，使得疾病相关的特征性微量蛋白得以检出，使得部分罕见疾病得以明确诊断；

3. 代谢产物：包括氨基酸、脂质、碳水化合物、有机酸等小分子代谢产物。通过代谢组学的研究可以实时监测组织代谢状态，揭示疾病生化机制。目前常用的检测方法包括串联质谱法和核磁共振光谱等。

什么是分子遗传学? 什么是分子诊断技术、基因测序技术及组学技术? 它们在罕见病诊断中发挥什么作用?

分子遗传学通过研究遗传变异的分子机制,阐释基因的结构和功能;透过基因表达、转录、翻译、修饰等过程,深入了解基因调控和遗传信息的传递。

分子诊断技术即利用分子生物学方法检测遗传物质实现对疾病的诊断,常见技术包括:

1. 针对已知序列改变进行变异检测:如免疫荧光原位杂交技术(FISH)、荧光定量PCR(QF-PCR)、Sanger测序、多重连接探针扩增技术(MLPA)等;

2. 识别并未提前选定的遗传变异:如染色体微阵列分析(CMA)、高通量测序技术等。

基因测序技术是基因诊断的重要工具,可用于点突变,微小缺失和微小插入等的检测。

组学技术包括基因组学、转录组学、蛋白质组学和代谢组学等,通过研究不同组学水平生物标记物的改变,有助于判断罕见疾病的类型和严重程度,了解其发生机制并探索可能的治疗方法,是当前罕见病研究领域的重要工具。

与传统基因检测技术相比，二代测序技术和三代测序技术各有哪些优势和特点？

传统的Sanger测序即一代测序技术，是基因诊断的"金标准"，但因测序成本高、通量低等缺点，影响大规模应用。

二代测序技术基于"核酸分子打断测序+算法分析"，检测整个基因组存在的点突变，微小插入缺失、拷贝数变异等。该技术通量高、成本低廉，目前广泛应用于临床。常用的二代测序技术包括用于单基因疾病诊断的靶向基因测序、全外显子测序（WES）、用于染色体异常诊断的低深度全基因组拷贝数变异检测（CNV-Seq）技术以及可同时诊断单基因病和染色体异常的全基因组测序（WGS）技术、DNA甲基化测序、RNA测序、无创NIPT筛查等。然而二代测序存在读长局限，无法判定潜在的结构重排等问题。

三代测序技术的特点是单分子测序，读长可达到二代测序读长的100倍以上，因而能够克服二代测序盲区，直接检测如结构变异、串联重复扩增等遗传异常，亦可实现真假基因的区分，在基因组拼接、全长基因序列的获取方面有显著优势，在罕见病的快速诊断中有重大潜在价值。

有哪些辅助罕见病诊断的新技术？

除分子遗传学检测之外，生化代谢物检测也是罕见病诊断的重要内容，包括常规实验室生化、激素、氨基酸、游离肉碱及酰基肉碱、有机酸、维生素、尿蝶呤谱、脂肪酸、黏多糖等检测。此外酶活性测定对于先天性遗传代谢病的诊断具有重要价值。

近年来学科的交叉联合，产生信息化和自动化分析技术，用于辅助罕见病的诊断，如：

基于遗传基因信息、生化与新的成像探针显示细胞水平特定分子变化的分子影像技术；

基于计算机算法处理生物数据、以挖掘罕见病遗传学病因的生物信息技术；

基于规范化数据和数据库建立的计算机辅助诊断（CAD）技术等。

上述技术仍处于不断更新中，将有助于罕见病的即时高效诊断，最终使患者获益。

（*本节作者：上海市第一妇婴保健院产科学科带头人　主任医师、教授、博士研究生导师　段涛*）

罕见病治疗

目前罕见病的常用治疗药物有哪些?

在过去的几十年中,随着药品监管和经济政策的激励和支持极大促进了罕见病治疗药物的研发,但依然有大部分罕见病缺乏有效的治疗药物。

很多传统的制药企业比较专注于小分子药物研发,随着分子生物学的进步和对人类基因组的逐步了解,不同治疗手段得到了新的发展。小分子药物、抗体疗法、酶替代疗法和基因疗法可广泛覆盖罕见病发病的机制和靶标。

小分子药物

小分子药物是最常见的罕见病药物类别,具有给药方便、剂量受控、稳定性好、成本较低等优势。但小分子药物的研发进展正在放缓,新的筛选技术正在加快新的生物活性分子的发现和设计。人类基因组中估计有3000种与疾病相关的蛋白质,目前获批的靶向药物只有不到700种。因此,未被研究的标靶还有巨大的潜力。

抗体疗法

治疗性单克隆抗体（mAb）通过调节信号传导途径，将细胞或蛋白质募集到特定位点，传递细胞毒素或中和或调节循环因子来发挥作用。目前，基于mAb的治疗方法被批准用于罕见病的数量有限，但是针对疾病相关蛋白高度特异性的靶向药物的潜力已开始展现。

蛋白质/酶替代疗法

酶替代疗法（ERT），即对于引起酶缺失或缺陷的疾病可以通过外源提供的酶，或者通过重组技术从人或动物组织中纯化或产生的酶来进行治疗。ERT开发的重点一直是针对各种溶酶体酶缺失的溶酶体贮积症（LSD）。LSD是一类遗传性疾病，会出现一系列的临床表现，通常从胎儿时期开始，呈渐进性，最终可能致命。1980年，美国国立卫生研究院的Brady R.O.及其同事通过证明从胎盘中纯化的葡糖脑苷脂酶可用于治疗戈谢病，为ERT治疗LSD提供了依据。健赞公司进一步开发的纯化人胎盘葡萄糖脑苷脂酶，于1991年首次被美国食品药品管理局（FDA）批准。出于安全和供应的原因，健赞公司开发了一种葡萄糖脑苷脂酶的重组形式，并于1994年获FDA首次批准。

ERT的出现有可能治疗患者并挽救生命。迄今为止，全球已经有11种治疗不同LSD重组ERT获得了批准［包括美国FDA批准的10种，欧洲药品管理局（EMA）批准的9种］，包括戈谢病、法布雷、Hurler-Scheie病（也称为Ⅰ型黏多糖贮积症MPS Ⅰ）、亨特病（MPS Ⅱ）、庞贝病等。

基因和细胞治疗

利用病毒载体的基因治疗可用于罕见病的治疗。其治疗目标是补偿特定蛋白质功能丧失的疾病，如SMA的基因治疗，使用载体在适当启动子的控制下表达编码所需蛋白质的转基因（具有优化的内源性序列或密码子）。

（作者：北海康成 黄芳敏）

全球罕见病药物研发情况呈现何种态势，有哪些特点？

目前已知的罕见病病种约占人类已知病种的10%，涉及全球患者数约3.5亿人，具有复杂性、严重性等特点，给患者带来生理、心理和经济方面的沉重负担，是现代医学需要攻破的重大难题之一。罕见病相比常见病，患者数量少，研发企业缺乏经济动力。直至20世纪80年代初期，全球仅有极少数的罕见病药品。后来以美国FDA为代表的政府机构意识到，如仍采取同等政策对罕见病患者治疗的可获得性非常不利，开始从立法入手，明确罕见病认定资格、孤儿药的市场独占期、减免企业税收等系列激励措施。自1983年美国《孤儿药法案》（The Orphan Drug Act）实施以来，美国FDA已经批准近500个罕见病药物，但目前仍有4000~5000种罕见病还没有治疗药物。2000年，EMA也正式形成孤儿药审评体系，截至2023年8月，至今已经通过了838个孤儿药认定，批准了65个孤儿药。

先开发"孤儿药"，再扩展"适应证"已逐渐成为专注于罕见病药物的药企研发药物的重要策略之一。根据2022年9月丁香园发布的罕见病综合报告（图1罕见病用药全球研发格局情况），全球共有2595个在研罕见病药物，其中1058个罕见病药物尚处于临床前，国内在研罕见病药物为331个。

据国家药品监督管理局药品审评中心（以下简称药品审评中心，CDE）2023年9月发布的《中国新药注册临床试验进展年度报告（2022年）》，罕见病药物临床试验数量虽有逐年递增趋势，但2022年罕见病临床试验登记仅有68项，适应症也主要以血液系统疾病、神经系统疾病和呼吸系统疾病为主。

以阵发性睡眠性血红蛋白尿症（PNH）为例，这是一种罕见、潜在威胁生命、慢性获得性血液疾病，国外被视作标准治疗的补体C5抑制剂于2018

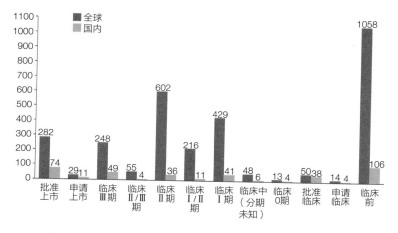

图1 罕见病药物全球研发格局（数据来源：丁香园Insight数据库）

年在中国获批上市，但是由于高昂的价格及医保支付至今大多数PNH患者仍然用不上，临床治疗需求迫切。目前在我国补体C5抑制剂处于临床早期开发阶段的研究药物共5个，已获批药物1个，相信未来对PNH患者改善症状提高生活质量意义重大。

此外，随着罕见病的社会关注度不断提高，越来越多的药企也加强对罕见病的研发力度，在全球布局罕见病药物前十位的药企以赛诺菲和辉瑞为首，其次是罗氏、武田等跨国药企；我国布局最多的前五家药企分别是北海康成、恒瑞医药、艾美斐生物、深圳市免疫基因治疗研究院以及武汉朗来科技（图2布局罕见病药物研发的药企）。

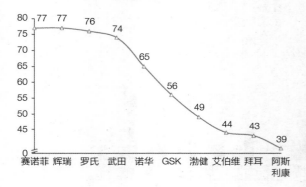

布局罕见病药品全球Top10企业

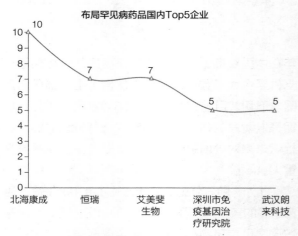

布局罕见病药品国内Top5企业

图2 布局罕见病药物研发的药企
（数据来源：丁香园Insight数据库）

（作者：北海康成 张楚婷）

我国已有的罕见病药物有哪些？在药物可及性方面的情况如何？

目前，全球只有少部分罕见病有药可治。在我国，2018年5月国家卫生健康委、科技部、工信部、国家药监局、国家中医药管理局五部门联合发布了《第一批罕见病目录》，收录了121种罕见病。2023年9月，国家卫生健康委等六部门联合制定了《第二批罕见病目录》，增加收录了86种罕见病。截至2023年2月，病痛挑战基金会和弗若斯特沙利文咨询公司（Frost & Sullivan）联合发布了《2023中国罕见病行业趋势观察报告》。基于第一批目录，2023年全球共有199种药物上市，涉及87种罕见病，在中国上市的有103种药物，涉及47种罕见病。与此同时，81种罕见病药物（化学仿制药、生物类似药除外）处于临床试验及上市申报阶段，本土企业自主研发的药物为46款，占比超过五成。

罕见病类型繁多，表现多样化，根据药物的作用机制，罕见病治疗药物一般分为替代治疗及非替代治疗。

替代治疗

是对人体内源性物质缺乏而导致的疾病，采用外源性物质予以补充的治疗方式。比如，亨特综合征（Hunter syndrome）是

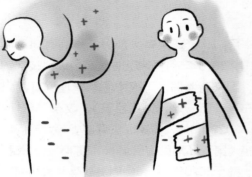

由于体内缺乏艾度糖醛酸-2-硫酸酯酶（IDS）导致的一种罕见的黏多糖贮积症，表现为严重的气道阻塞、骨骼畸形、心肌病、神经功能下降等。艾度硫酸酯酶β注射液是我国首个获批用于治疗亨特综合征的特异性酶替代疗法，通过补充患者缺乏的酶，改善患者的病情和预后。患者确诊后，宜尽早开始治疗并长期用药。

非替代治疗

是指替代疗法以外的其他干预性治疗，是通过干预疾病发生发展的途径中的一个或多个过程，或通过非直接致病的旁路途径的干预，达到治疗疾病或缓解症状的治疗手段。比如，阿拉杰里综合征（ALGS），由于罕见的基因突变，导致肝内胆管缺乏，引起严重的肝内胆汁淤积，进而产生难以忍受的瘙痒，影响儿童的肝脏功能、身体生长和学习生活，甚至威胁生命。其治疗药物氯马昔巴特口服溶液，可减少胆汁酸在回肠的重吸收、减轻胆汁淤积，显著缓解瘙痒症状。

药物可及性是罕见病患者用药保障的关键因素。随着《国家基本医疗保险、工伤保险和生育保险药品目录（2022年）》的公布，已有73种罕见病药物被纳入医保目录，其中涉及31种罕见病。这意味着我国获批上市的罕见病药物中纳入医保目录的药物比例已经超过70%。近年来，罕见病药物的引进和开发得到了国家多部门的重视和支持，促进了自主创新药物的研发，越来越多罕见病药物上市并纳入医保目录，我国罕见病患者的用药环境正在持续改善。

（作者：北海康成　李萍）

什么是基因治疗？

基因治疗（gene therapy）也被称为基因疗法，是一种利用遗传物质来治疗或预防疾病的方

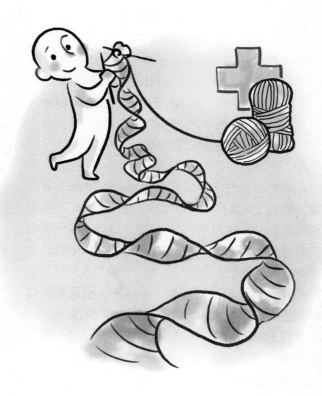

法。它是通过将外源正常基因导入患者体内的靶细胞，以纠正或补偿患者因基因缺陷和异常引起的疾病，从而达到治疗目的。这一过程中，外源基因通过基因转移技术被插入到患者的适当受体细胞中，使这些细胞能制造出治疗特定疾病的产物。

　　基因治疗涵盖了从DNA水平采取的治疗某些

疾病的措施和新技术，包括病毒方法和非病毒方法等不同类型的基因转移方法。这种方法在医学领域具有巨大潜力，特别是在治疗因遗传缺陷引发的重大疾病方面。

对于罕见病的起因，欧洲罕见病组织认为，至少有80%的罕见病被确认为有遗传（基因）起因。2018年，国家卫生健康委公布的《第一批罕见病目录》121种罕见病中80%为基因疾病。其他罕见病病因主要由于感染和过敏反应或机体退化与增生。

面对罕见病中最常见的基因疾病，基因治疗恰恰是一味"对症良药"，从病因上对罕见病进行治疗，具有广阔的治疗前景。

（作者：日本国家儿童健康与发育医学中心　胡鑫）

罕见病基因治疗有哪些发展趋势？

在国家政策的支持下，我国基因治疗已由过去的自由发展和调整阶段进入了规范化发展阶段。基因治疗的工具也日益多元化，CRISPR-Cas9、锌指核酸酶和转录激活因子样效应物核酸酶等技术的问世与应用，为改变基因的结构和功能带来了强大的技术保障。未来的罕见病基因治疗必将迎来蓬勃发展，可能会表现为以下几个方面：

1　技术进步：随着基因编辑技术，如CRISPR-Cas9等的发展，基因治疗将更加精确和高效。这将有助于解决过去存在的细胞毒性、基因递送和编辑效率等问题，使更多遗传疾病可通过基因治疗得到有效治疗。

2　适应症扩大：目前，基因治疗主要应用于一些罕见的遗传性疾病。随着技术的进步和临床经验的积累，基因治疗的适应症可能会进一步扩大，包括更多的常见疾病和复杂疾病。

3　联合疗法：基因治疗可能会与其他疗法（如药物治疗、细胞治疗等）结合，形成联合疗法，以更好地治疗疾病。

4　个性化医疗：基因治疗有望推动个性化医疗的发展。通过对个体的基因组进行深入分析，可以制定出针对个体的定制化治疗方案，使治疗效果更加精确和有效。

相信在政策和药物研发的双重保障下，罕见病的基因治疗很快会迎来春天。需要注意的是，虽然基因治疗具有巨大的潜力，但仍面临如技术安全性、伦理问题、法规政策等挑战。

（作者：日本国家儿童健康与发育医学中心　胡鑫）

细胞治疗和基因治疗如何在罕见病的治疗中发挥作用？

　　细胞治疗是利用来自患者或供体的活细胞来替代受损或患病的细胞或刺激身体的免疫反应或再生治疗，通常使用的是干细胞与免疫细胞，具有技术迭代快、创新潜力巨大等特点。《新英格兰医学杂志》2019年刊登了一篇名为*Gene Therapy*的综述性文章，该论文将基因治疗在治疗方式上分为体外（ex vivo）基因治疗和体内（in vivo）基因治疗两大方向。

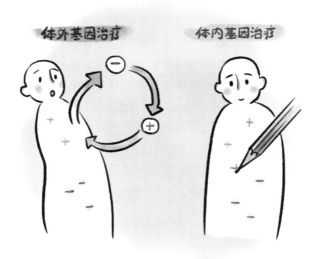

体外基因治疗又称离体基因治疗，是指从患者体内分离细胞，使用递送载体在体外对目标细胞进行基因工程改造，随后再回输到患者体内。该方法成功的结合了细胞治疗和基因治疗的优势，在多种罕见病中发挥了极大的作用，如治疗β-地中海贫血的Zynteglo基因疗法，治疗重症联合免疫缺陷疾病（SCID）的多种基因疗法都采用了体外改造该疾病相关细胞然后回输的方法。

体内基因治疗是一种通过基因工程的方法，直接向人体特定的组织或器官中转入修复基因，以改善或恢复细胞功能的治疗方式。这种方法不需要将细胞取出体外进行培养和处理，而是直接将携带治疗基因的载体注射到患者体内，使其在体内表达并发挥作用。体内基因治疗具有简单、直接和经济等优点，同时其疗效也比较确切。然而，由于人体内部的复杂环境，如免疫系统的排斥反应等，体内基因治疗也面临着一些挑战和限制。

细胞治疗和基因治疗这两个先进的治疗方法的结合，为罕见病患者带来福音。从全球来看，细胞与基因治疗领域市场规模呈稳步增长态势。在我国，细胞与基因治疗的新技术研发和相关临床项目如雨后春笋般涌现，在单基因遗传病等疾病的治疗中展现出了巨大潜力。细胞与基因治疗不仅为罕见病，也为其他慢性病、肿瘤及难治性疾病提供了新的治疗理念和手段。

（作者：日本国家儿童健康与发育医学中心　胡鑫）

罕见病药物临床试验特点

为什么要开展罕见病新药临床试验？

　　截至2023年8月，根据Insight数据库统计，全球已获批上市的罕见病治疗药物483种，显然，罕见病有广泛的未被满足的治疗需求，新药研发单位仍然任重道远。为了证明药物的安全性和有效性，任何创新药在获批上市前都必须经过临床试验。有了充分的安全、有效、质量可控的证据，在充分确保患者安全和利益的前提下，才会得到药监机构的许可，进而获批上市。

　　在药物临床试验前，需要先进行动物实验，获取一定安全性数据，但是往往人体和动物对相同物质的吸收、吸收后的体内分布、代谢及排泄不尽相同。所以在动物实验中获得的数据不一定都能客观反映药物对人体的作用。很可能有些药物在动物研究期间表现出了非常好的安全性及较广的治疗范围，但到了人体完全不是那么回事。所以，药物临床试验就显得尤为重要。

　　对于罕见病来说，由于罕见病本身单病种患者极少，患病机理异常复杂，致死率高，导致在罕见病患者中开展大规模临床试验存在极大困难，如何利用科学的研究设计，通过极为有限的临床患者资源，获得尽可能多的临床证据以证实药物的安全性、有效性，就变得更加关键。

只有经过临床试验确证的药物，才可以让患者安心用药，达到治疗目标，减轻病痛折磨。

（作者：北海康成　张楠楠）

罕见病药物研发与常见病相比，有哪些特殊性？

研发难度高，成本高，回报率低

罕见病发病率相对极低，疾病类型复杂，病情重，诊断难度大，导致罕见病药物临床试验比常见病临床试验面临更多困难和挑战。

首先，相较于发病率高的常见病来说，罕见病的致病机理更为复杂，患者症状不典型，临床表现多样化，可研究的患者数量有限，积累的基础数据显著少于常见多发疾病，并且约80%的罕见病属于遗传性疾病，这在很大程度上加大了药物的研发难度和成本。

其次，罕见病药物上市后应用人群较

少，最终造成罕见病研发的投入回报率较低；客观上造成投身罕见病药物研发的企业少，企业对该类产品的研发、生产及申报上市缺乏积极性，研发动力不足。

临床试验患者入组困难，临床试验进展慢，周期长

罕见病的临床试验和入组都面临极大挑战。首先，治疗靶点的研究受制于罕见病的发病机制研究不足、缺乏有效的诊断方法，临床试验的耗时更长和试验的终点设置困难等条件；其次，患病人群小，导致临床试验患者的招募和入组比较困难，临床试验进展缓慢，周期更长。

（作者：北海康成　张楠楠）

罕见病药物获批适应症前，需要经历哪些临床试验阶段？

早期人体试验阶段（Ⅰ期临床试验）：选择较少数量的受试者进行临床试验，初步观察受试者对药物的耐受程度及了解药物在人体内的吸收、分布、代谢、消除规律，探索药物最大耐受剂量，剂量限制毒性，从而为Ⅱ期和Ⅲ期临床试验制定合理

罕见病药物临床试验特点

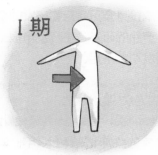

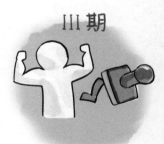

给药方案提供依据；

治疗作用的初步评价阶段（Ⅱ期临床试验）：选择一定数量的患者进行临床试验，通过不同剂量的选择，确定新药对患者的最佳服用剂量及合理的给药方案，初步评价药物对目标适应症患者的治疗作用和安全性，也包括为Ⅲ期临床试验设计和给药剂量方案的确定提供依据。此阶段重点研究药物的安全性和有效性；

治疗作用的确证阶段（Ⅲ期临床试验）：选择远多于Ⅰ期和Ⅱ期数量的患者进行临床试验，采用较长时间用药，进一步确证药物的给药剂量及对目标适应症患者的总体疗效和安全性，并对患者的治疗获益和风险进行充分的评估。该阶段也是临床试验项目最繁忙、任务最集中的部分。

应特别说明的是：临床试验的分期并不是固定的开发顺序，部分探索性研究也可能成为Ⅲ期临床试验的一部分。国家药监局药品审评中心（CDE）于2022年出台了《罕见疾病药物临床研发技术指导原则》及《罕见疾病药物临床研究统计学指导原则（试行）》，2023年11月CDE发布《关于公开征求〈罕见疾病药物临床研发中应用去中心化临床试验的技术指导原则〉意见的通知》，细化了罕见疾病药物临床试验的要求，从临床价值和患者获益为主要出发点，充分考虑到罕见病患者人数少，临床试验开展难度大，对于罕见病的药物研发除了遵循一般药物研发规律以外，确保严谨科学的基础上，需适时的采用更为灵活的设计，如适应性设计，从而加速临床研究，使得有潜在疗效的罕见病药物更快获得研究结果，加快上市申请和获批速度，最终实现患者的快速获益。

（作者：北海康成　张楠楠　张苒）

在罕见病药物研发立项以后，如何制定临床开发计划？

临床开发计划（clinical development plan, CDP）是描述一个候选药物如何从首次人体试验到获批上市的蓝图，是多学科团队花费大量时间和精力来制定的新药临床开发中的重要文件，体现产品开发的策略以及临床试验的科学设计和高效运营，始终是新药研发单位对产品开发的终极目标和成功标尺的共识。罕见病药物研发立项以后，首先应制定临床开发计划，形成指导临床研发的技术路线图。

一份完整的CDP通常应涵盖目标产品概况（target product profile, TPP）、临床开发的科学依据（药物特性及作用机制、非临床数据、目标疾病和治疗人群、现有治疗及竞争格局等）、临床开发的商业依据（潜在适应症、未满足的医疗及市场需求、商业国际化的考量等）、临床研究的设计和计划（各期临床试验设计的基本原理及要素、适应性设计的考量、确证性临床试验的设计等）、法规监管的考量（与监管部门的沟通计划与申请、从临床试验到获批上市的注册策略、国际化的注册计划等）、获益-风险的评估等。

根据罕见病药物的作用机制，CDP可以分为两种情况：①只适用于目标罕见病；②同时适用于罕见病和非罕见病。对于仅适用于罕见病的试验药

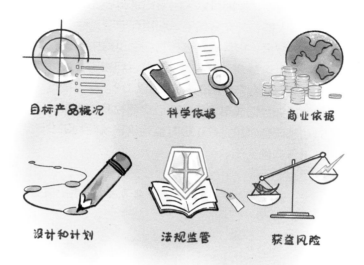

目标产品概况

科学依据

商业依据

设计和计划

法规监管

获益风险

物，通常需参考一般药物的研发规律，开展早期探索研究，完成概念验证，确定推荐剂量、目标人群、获得初步有效性数据后，以此为基础开展关键研究，支持药物申报上市注册。在某些情况下，由于罕见病受试者有限，有时很难开展独立的概念验证研究，因此鼓励将关键研究分阶段开展，在第一阶段入组小样本量受试者，作为概念验证，并以此阶段结果为基础，对后续试验阶段进行调整，最终将第一阶段和后续研究阶段中，接受推荐剂量治疗的患者整体的有效性作为支持上市的关键疗效数据。对于适用于包括罕见病和非罕见病在内的多种疾病的药物，早期可以采用篮式试验设计，纳入多种疾病人群，并充分借鉴、利用在非罕见病中获得的临床数据，指导确定该药物在罕见病中的开发。

罕见病复杂，患者人数有限，药物研发难度较大，需要结合罕见病的特点拟定CDP，并根据可获得的研究数据或市场同类适应症药物开发进展，适时动态调整CDP，并积极与监管机构就药物研发计划进行沟通交流。

（作者：北海康成　惠小刚）

在0～Ⅰ期探索性试验阶段，如何考虑受试人群？

新药临床试验通常从Ⅰ期临床试验开始，一般在健康受试者中通过一项或多项单次（Ⅰa期）和多次（Ⅰb期）给药的剂量递增试验，探索耐受性、安全性、药代动力学、药效学特征，每个剂量大约10例受试者。对于某些毒性较大或不宜在健康受试者使用的药物（如抗肿瘤药物），Ⅰ期试验也会在目标患者中进行。某些已经有同靶点药物获批后的第二代或者优化药物，因为靶点机制已经明确，也会在目标适应症的患者中开展Ⅰb期试验，以尽早获得概念验证并探索有效剂量。例如，某罕见病药物CAN106，Ⅰb期试验在PNH（阵发性睡眠性血红蛋白尿症）患者中实施，显示了积极的初步有效性和安全性数据。

对于创新药物，特别是同类首创药物，进入首次人体Ⅰ期临床试验的安全性和药效学存在不确定性，给受试者和药物研发带来风险。美国FDA于2006年颁布了Exploratory IND Studies，提出在开展Ⅰ期试验之前，允许在低于Ⅰ期的、非常有限的人群中、很低的药物剂量、很短时间给药（一般≤7天），进行探索，也叫0期试验。0期试验不以治疗为目的，而是为进一步开发新药提供一些人体数据，是从非临床到Ⅰ期临床试验的中间环节，一般在健康志愿者中进行。试验目的包括探索在人体中是否可以观察到预期的药物作用、药代动力学或生物分布、帮助优化先导化合物等，以便在将来Ⅰ期试验中降低风险或减少受试者例数。进行0期试验也需获得美国FDA许可，但所需的非临床数据一般比申报IND时相对少一些。

（作者：北海康成　李萍）

罕见病试验药物的起始剂量如何选择？

国家药品监督管理局药品审评中心在2021年

12月发布的《罕见疾病药物临床研发技术指导原则》以及原国家食品药品监督管理总局2017年1月发布的《药物临床试验的一般考虑指导原则》中对于起始剂量的选择以及推荐剂量的确定都给予了相应的指导。那么，罕见病试验药物的起始剂量如何选择？

与一般药物相同，在进入临床试验前需要进行药理毒理的非临床研究。根据非临床体外药物代谢和药效学研究为体内研究设计提供依据。根据动物实验中获取的药代动力学信息和完整的毒理学特点，对药物在人体内的吸收、分布、代谢等情况进行预测。首次人体研究中的起始剂量设定，则依赖于非临床的毒代动力学和观察到的毒性反应数据。选择最合适的动物种属中确定的未见不良反应的剂量水平（NOAEL），换算为人体等效剂量（HED），并除以安全系数获得最大推荐起始剂量（MRSD），预期在人体不会出现不良反应的剂量。一般从单次耐受性试验开始。

对于罕见病的替代治疗药物，由于对所缺乏的人体内源性物质的生理水平通常较为清晰，因此可充分利用疾病的非临床研究和临床研究数据，建立替代治疗的药物剂量与所替代物质水平间的关系，在符合药理毒理相关技术指导原则的起始剂量要求且安全可控的前提下，将会尽量选择接近于目标治疗剂量的水平作为起始剂量，以尽可能降低罕见疾病受试者的无效暴露，确保患者的获益。

罕见病试验药物如何确定推荐剂量？

通常一般药物的推荐剂量是根据早期研究中药物的PK（药代动力学研究）、PD（药效动力学研究）、安全性和初步有效性数据，评价药物剂量与效应关系。先通过单次给药的PK研究，了解药物在人体的吸收速度和程度、给药剂量与药物浓度的关系、药物的半衰期等特点。再进行多次给药的PK研究，以了解重复给药后药物的吸收程度、药物达到稳态浓度的时间、药物在体内的蓄积程度等。至少进行低、中、高三种剂量的研究，了解药物剂量与浓度的关系。同时根据药物特征进行药效

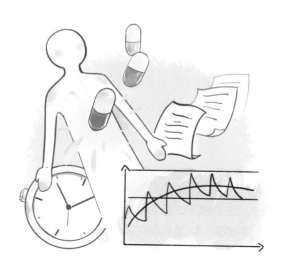

学研究，对药物活性与潜在有效性进行早期评估，为适应症人群进行的给药剂量和给药方案的确定提供依据。

为充分利用有限的患者数据，获得满足获益与风险评估的科学证据，会在研发过程中充分应用定量药理学工具。选择最能反映疾病状态或者药物疗效的药效学指标，建立群体药代动力学-药效学模型，有助于科学、高效地确定试验药物在罕见疾病中的推荐剂量；实现从健康人到患者，或从成人患者到儿童患者，或从其他疾病患者到目标罕见疾病患者的剂量外推。

对于作用机制明确的替代治疗，也可通过对PK-PD关系的充分研究，明确药物剂量-暴露量-效应关系，从而确定推荐剂量。

（作者：北海康成　吴奇珍）

罕见病药物的初步有效性在什么时候考察？有哪些指标确定初步有效性？

罕见病药物的初步有效性通常在临床试验中进行评估。这些临床试验旨在确定药物是否对受试者产生治疗效果，以及药物的安全性。以下是初步有效性评估的一些关键指标和考察时机：

1　主要终点指标（primary endpoint）：初步有效性通常以主要终点指标为依据，这是衡量药物治疗效果的主要标准。具体的终点指标取决于疾病的性质，但通常包括生存率、症状体征改善、疾病缓解、疼痛减轻等。如果是药物机制非常明确的罕见病，也鼓励使用药效学（PD）指标作为考察有效性的依据之一。

2　次要终点指标（secondary endpoints）：除了主要终点指标，还可以考察次要终点指标，以获取更全面的治疗效果评估。这些指标可能包括生活质量改善、生活功能改善、生物学指标的改善等。

3　考察时间点：评估初步有效性的时间点通常在临床试验的预定时间内进行。这可以是短期的，如数周，也可以是长期的，如数月或数年，取决于疾病的临床进展速度和研究的设计。

4　样本大小：这里的样本指受试者数量，应足够大，以确保能够得到具有统计学意义的效果。样本大小计算通常基于期望的效应大小、疾病的发病情况以及试验的统计功效等因素。

5　统计分析：为了确定初步有效性，需要进行适当的统计分析，以评估药物与安慰剂或标准治疗之间的差异。常用的统计方法包括t检验、卡方检验、生存分析等。

6 安全性：评估初步有效性的同时还需要监测药物的安全性。不良事件的类型和严重程度需要记录，并与治疗效果一起考虑。

7 临床意义：除了统计学意义，初步有效性的评估还应考虑临床意义。这主要是治疗效果的大小、患者的获益与安全性和医疗费用的权衡。另外，研发企业也会综合各种因素进行权衡，考虑是否值得继续开展更大规模的试验。

总的来说，初步有效性的评估是一个复杂的过程，需要仔细的研究设计、临床数据的收集和统计分析。这个过程通常需要经过多个临床试验阶段，包括早期阶段的Ⅰ和Ⅱ期试验，然后才能进行更大规模的Ⅲ期试验来验证初步有效性的结果。最终，药物的获批上市需要经过监管机构的审查和批准。

（作者：北海康成　张楚婷）

在关键临床试验阶段，罕见病药物临床试验终点如何选择？

在介绍关键临床试验的试验终点选择之前，我们先简要回顾一下关键临床试验的概念。通常来说，关键临床试验指的是Ⅲ期临床试验，属于治疗作用确证阶段，其目的在于进一步验证药物对目标适应症患者的治疗作用和安全性，为评估获益-风险关系提供依据，最终为药物注册申请的批准提供充分的依据。但对于一些严重危及生命或者缺乏治疗手段的疾病来说，为了加快新药上市速度，解决未被满足的临床需求，药监部门也可以基于Ⅱ期关键临床试验的数据有条件批准新药上市，此时Ⅱ期临床试验承担着关键临床试验的角色。

在了解了关键临床试验的定义后，我们接下来将讨论罕见病关键临床试验终点的选择问题。

1　如果以Ⅲ期临床试验作为关键临床试验，通常选择临床终点作为临床试验的主要疗效终点。
举例：对于重症肌无力这一适应症的临床开发来说，Ⅲ期临床试验均采用临床终点MG-ADL（Myasthenia Gravis Activities of Daily Living，是一个评估重症肌无力患者日常生活活动能力的量表。它包括了多个与日常生活相关的活动，如行走、进食、梳洗等）或QMG（Quantitative Myasthenia Gravis Score，是一种定量评估重症肌无力病情严重程度的评分系统，包括了对患者肌力、疲劳程度、呼吸功能等多个方面的评估）作为主要的有效性终点。

2　如果试验药物与现有治疗手段相比，具有明显的疗效优势，又或者试验药物的疗效与现有治疗手段相当，但安全性更好或者可以显著改善患者的依从性，可以考虑采用附条件批准上市的注册路径。方式之一就是基于Ⅱ期临床试验的结果申请附条件批准，并且该注册路径尤其适用于罕见病新药或者临床急需药品，在某些情形下甚至可以获得监管机构的完全批准。

国内罕见病药物通过Ⅱ期临床试验获得附条件批准或完全批准的案例极少，国外有较多成功的案例。

1 当Ⅱ期临床试验作为关键性研究用于新药附条件申请时，临床试验的有效性终点可以是药效学终点或替代终点，比如黏多糖贮积症Ⅱ型治疗药物艾度硫酸酯酶β注射液，该药物通过Ⅰ/Ⅱ期临床试验在韩国获得附条件批准，其主要疗效终点为尿糖胺聚糖（GAG）自基线至24周的变化百分比。

2 临床试验的有效性终点也可以是临床终点，比如Biomarin制药公司针对晚发婴儿型神经元蜡样脂褐质沉积症（Ceroid lipofuscinosis type 2，CLN2）研发的治疗药物Cerliponase α，该药物在Ⅰ/Ⅱ期临床试验中将修订的汉堡评分量表（Hamburg rating scale）中运动和语言部分的量表评分（Motor-Language scale score）用于评估CLN2的疾病进展和药物临床获益。研究结果显示，相对于历史对照组，Cerliponase alfa可以显著延缓患者运动和语言功能的下降，因此获得了美国FDA的完全批准。

目前国内已有将"罕见病药品附条件批准的科学考量"作为研究课题，通过对国内外罕见病药物的监管法规、技术要求及批准案例进行对比分析，从而为我国罕见病药物的附条件批准提供更多的科学建议。

综上所述，罕见病药物关键临床试验通常以临床终点作为主要疗效终点，同时也受未被满足的临床需求、新药临床急需的程度、药物疗效和安全性的数据相较于现有治疗手段的提升程度等多种因素的影响，需要综合考量疾病因素、临床开发和注册等考量各种因素后才能确定以哪一阶段的临床试验作为关键临床试验以及采用何种试验终点作为主要疗效终点。

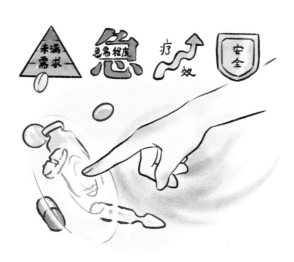

（作者：北海康成　陈魁）

罕见病通常发病率低，如何确定研究样本量？如何招募精准的受试者？

对于罕见病临床试验，所需的样本量应保证能够充分评估药物的获益和风险。罕见病样本量的确定通常采用传统的估计方法，即基于临床试验目的、设计类型、原假设、备择假设、目标疗效以及个体变异，估计在一定的检验标准和检验效能下获得具有统计学意义结果所需的样本量。

由于罕见病患者本身临床表现及生理状态等方面差异较大，而关键研究中纳入更加广泛的患者可能会使研究人群的变异度进一步增加，因此选择敏感的主要终点指标、采用更灵活的试验设计，会有助于减少样本量。

罕见病临床试验最大的挑战是患病率低，没有足够多的患者可纳入临床试验，因此研发单位可能会采用灵活的设计方法，从而在一定程度上减少临床试验所需的样本量。如果采用非传统方法确定样本量（例如，使用贝叶斯等方法），样本量估计方法的合理性（例如，先验分布、参数估计值等设置是否合适）需经充分论证，必要时可采用不同的方法和（或）基于不同的模拟参数进行估计，相关参数需与监管部门充分沟通并达成一致意见，在综合考量后确定最终样本量。样本量估计应有完整详细的记录，包括但不限于相关依据、文档、代码及结果，以支持监管部门进行必要的审核和验证。另外，样本量的确定还应考虑有充分的安全性评估数据。

招募精准的患者，首先要根据药物作用机制、流行病学、治疗指南和现有疗法、患者需求等信息，设计科学可行、以患者为中心的临床试验入选排除标准，纳入最大可能获益的罕见病患者，并采取措施减少患者参加临床试验的负担。

罕见病临床表现复杂多样，检测生物标志物可以提高确诊率，比如基因、酶学、血液、生化指标等。早期探索性研究，一般样本量小，或在同一临床试验中纳入多种疾病人群的篮式设计，建立概念验证，确定推荐剂量；在后期关键性临床试验中根据早期临床试验结果，既纳入具有代表性也纳入更加广泛和多样性的患者群体，降低招募难度。

比如上述提及的CAN103，临床试验纳入未曾接受过酶替代治疗的成人和青少年戈谢病患者。而CAN106治疗PNH的临床试验，纳入未经补体抑制剂治疗、既往需要输血的贫血PNH患者。这些入组标准既反映了患者极大的未满足的治疗需求，也具有代表性和多样性。

罕见病单病种例数少，临床数据通常较为分散，鼓励研究机构建立罕见病登记系统，有助于获得患者和临床数据，为临床试验招募受试者和统计分析奠定基础。

为了帮助有需求的患者发现合适的临床试验，也可考虑互联网平台、基于患者信息大数据的智能化招募等方式，此时对潜在受试者的数据来源和使用要符合相关法律法规，避免受试者隐私泄露，保证数据安全。

不论采用何种招募方式，均应基于潜在受试者最佳获益风险考虑而入组，关注对于入选排除标准的研判，避免为了加快入组，而入组获益风险比不佳的受试者。

（作者：北海康成　季旭　李萍）

罕见病药物临床试验中，如何评估安全性？如何降低风险？

在药物临床试验中，保护受试者的权益和安全是研究的首要任务。在开始任何一项临床试验之前，应当评估药物受试者预期的风险和获益。只有获益大于风险时，才可以开始和继续这项临床试验。

临床试验期间，医院研究者和申办者密切合作监测、识别、评估和控制试验中可能出现的风险，并及时向监管机构报告安全性信息[包括可疑且非预期严重不良反应（SUSAR）和其他潜在严重安全性风险信息]，从而降低项目风险，最终保障受试者安全。那么如何评估安全性？罕见病药物在临床研究中的安全性评估有何特殊性？

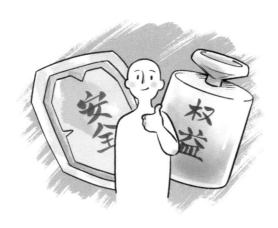

　　以SUSAR为例，研究者和申办者评估时需从严重性、预期性和相关性三个维度进行判断。严重性，是指不良事件符合任何以下一条或多条标准：①导致死亡；②危及生命；③导致住院或住院时间延长；④导致永久或显著的功能丧失；⑤致畸、致出生缺陷；⑥其他重要医学事件。预期性，是指不良事件的性质、严重程度不同于试验药物已有的资料（如研究者手册等文件）所描述的信息。相关性，指临床试验期间发生的不良事件与试验药物肯定相关或可疑有关。

　　对于罕见病药物临床试验来说，进行SUSAR判断的维度并没有什么不同。但是在识别风险的过程中，由于前期临床样本量有限和累积安全性信息较少，甚至可能缺乏阳性对照药物，因此研究药物可预期的风险可能较难定义。这就需要研究者和申办者在临床研究过程中密切监测受试者的安全性，根据需要设置数据审核委员会定期对临床试验中累积的安全性数据进行评估，并针对已知或潜在风险采取风险最小化措施，从而将受试者的风险降至最低。

（作者：北海康成　宋晓玲　闫任章）

罕见病患者数量很少，是否需要开展随机对照试验？

2021年12月，国家药品监督管理局药品审评中心公布了《罕见疾病药物临床研发技术指导原则》，其中针对罕见病发病率/患病率极低、患者数量非常有限、疾病表现和进展差异大、缺乏有效药物和标准治疗等较为复杂的情况下，对如何进行更符合罕见病药物研发的临床试验设计，尤其是关键性临床试验的设计给出了具体的指导。

首先，应遵循一般药物的研发规律，随机对照试验（Randomized Control Trial，RCT）仍是罕见病药物关键性临床试验用于确证药物疗效的金标准，应该是首选的试验设计。外部历史数据作为对照的单臂设计需要满足必要的条件才可实施，且通常仅支持药物的附条件批准。

其次，基于RCT设计中采用安慰剂对照所面临的伦理问题，以及优效或非劣效设计所采用的阳性对照药物的缺乏或因此而增加样本量所带来的挑战，使RCT设计面临现实的困难。本着科学的基本准则，通过精巧科学的方法"精简"试验设计，可能是解决该问题的有效途径。例如，氯马昔巴特已在我国获批用于治疗1岁及以上阿拉杰里综合征（Alagille Syndrome，ALGS）患者的胆汁淤积性瘙痒，其关键性 II 期临床试验的设计采用了最初18周的开放性治疗期，然后是为期4周的随机、双盲、安慰剂对照撤药期，后面是26周开放性治疗期。这种通过将接受试验药物治疗且达到预期疗效的患者随机分配继续接受试验药物或接受安慰剂治疗，两组之间出现的任何差异将证明试验药物的治疗作用，这种设计方法既解决了长期安慰剂治疗不可接受的伦理问题，同时又能通过相对较短周期的安慰剂对照提供完全可比的数据，而且接受安慰剂治疗的患者仍能继续使用试验药物进行后续治疗，可以说是一种具有一定创新性的RCT设计。当然，并不是所有药物都适合使用这种方法，要根据药物特性、疾病特点、结局评价指标等综合考量而定。

此外，尽管RCT设计是确证疗效的金标准，但并不是唯一选择，尤其对于罕见病药物的临床试验而言，要擅于尝试探索其他创新性设计方法。在不同的研发阶段，需要充分考虑罕见病患者人数少的特点，以及对疾病自然史的了解程度、现有治疗药物等，同时结合所研发药物的作用机制，科学合理地设计临床试验。在满足特定条件的情况下，也可以采用单臂研究、自身对照设计等，但建议先与监管机构进行沟通交流。

(作者：北海康成　惠小刚)

罕见病如果没有已有的标准治疗，对照药如何选择？

一般来说，对于目标适应症在国内已有药物获批上市并具有可及性，可选用已获批上市药物作为阳性对照药。但与常见病相比，罕见病及诊疗现状具有其特殊性，可能会遇到没有阳性对照药物或没有标准治疗可供参照的情形。

此时我们需要先了解临床试验设计中，设置对照组的目的是什么？设置对照组是为了区分治疗效应与其他因素的效应，如疾病的自然病程、接受的其他医疗护理或患者的期望。因此，研究药物可以与安慰剂、不治疗、标准治疗、其他治疗或不同剂量的研究药物进行比较。

当没有阳性对照药物或标准治疗时，可使用安慰剂、不治疗、其他治疗等作对照，以获得内部或外部的对照组数据。保护受试者的权益和安全是临床试验的首要任务，对于严重危及生命的疾病来说，包括罕见病，使用安慰剂对照在伦理上可能会遇到挑战。此时，试验设计会考虑让受试者在不同的时间点接受研究药物，作为他们自己的内部对照；也可以使用历史对照或同一时间其他研究中接受治疗的数据作为外部对照。但是当设计研究药物的关键性临床试验时，安慰剂结合现有临床实践操作仍然是最常使用的研究参照。

例如，胶质母细胞瘤（GBM）是一种恶性程度高的脑部原发肿瘤，发病率为3.23/100000人，符合罕见病的范围。自19世纪中叶以来，虽然人类对其认识不断加深，但现有临床治疗药物仍然非常有限。在2005年的一项治疗GBM的大型Ⅲ期临床试验（EORTC-NCIC CE3）中，对照组设计为手术+放疗+安慰剂作为对照。该临床试验结果使得手术+放疗+替莫唑胺（TMZ）成为至今仍在使用的标准治疗方案。但是直到现在，GBM患者的中位生存期普遍认为还是只有14.6个月。科学家和临床研究者对GBM的认识和治疗仍在继续探索中。

（作者：北海康成　宋晓玲）

如何利用真实世界证据作为辅助开展罕见病药物临床研究加快上市？

2019年，国家药品监督管理局药品审评中心发布了《真实世界证据支持药物研发的基本考虑

（征求意见稿）》等一系列与真实世界研究相关的技术指导原则，当新药临床开发过程中遇到临床试验不可行或难以实施等情形时，利用真实世界证据评价药物的有效性和安全性成为可能的一种策略和路径。

那么，什么是真实世界证据呢？这是指在常规医疗过程所收集的与患者使用药物以及健康状况有关的数据都可称之为真实世界数据，而对真实世界数据的分析获得的关于医疗产品的使用情况和潜在获益或风险的临床证据则称之为真实世界证据。由于患者相关数据的收集发生在真实世界的临床实践环境下，纳入和排除标准相对宽松，有效地保证了患者人群的多样性。

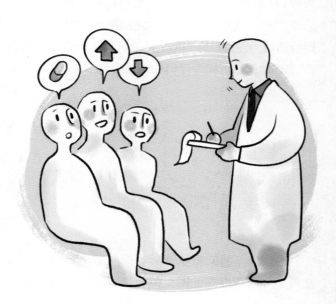

由真实世界数据生成的真实世界证据，可以在多个应用场景下用于加快罕见病药物的临床开发：

作为外部对照组

罕见病治疗药物在开展临床试验时，会面临病例稀少、招募困难等问题，此外罕见病通常缺少有效的治疗手段，招募患者参加安慰剂对照的临床试验还会面临伦理的问题。在这种情况下，以自然疾病队列形成的真实世界数据可以作为单臂研究临床试验的外部对照，从而证明试验药物的有效性和安全性。

利用真实世界证据扩大适应症

已经上市的药物在计划扩大适应症时，通常应采用RCT。但当RCT不可行或生成的证据非最优时，采用真实世界研究（比如实效性临床研究：PCT）会是一个很好的选择，可以用于评价药物在常规临床实践中的疗效，从而增加研究结果的外推性。

指导临床试验的设计

疾病自然史研究生成的真实世界证据，有助于精准定位特定的治疗潜在获益人群，同时，可以根据疾病进展程度和临床预后来明确未被满足的临床治疗需求有多大，从而有针对性地确定研究人群的优先级，并制定科学合理的整体研发策略。

疾病自然史研究还有助于了解罕见病的进展模式（受累器官、受累数量和程度分级等），上述信息可作为重要依据指导入选标准、干预阶段、试验持续时间、研究终点和选定数据采集时间点的合理选择。

此外，疾病自然史研究有助于识别或指导开发生物标志物，用于药物开发过程的疾病诊断、预测病程、预测治疗反应，或有助于医生指导患者的用药选择和药物剂量选择。甚至一些生物标志物在经过验证后，还可能作为临床试验中的终点或替代终点，从而加速临床开发的进程。

（作者：北海康成　陈魁）

目前罕见病药物临床试验在中国临床试验登记平台的情况如何？主要涉及的疾病类型及开展临床试验的机构有哪些？

自2013年起，在国家药品监督管理局药品审评中心的药物临床试验登记与信息公示平台（http://www.chinadrugtrials.org.cn/index.html）上，登记公示的临床试验总数已达2万余项。据丁香园Insight统计，截至2023年8月，其中涉及罕见病药物的临床试验接近400项，包含国内试验（301项）及国际多中心试验（86项）。近十年来罕见病药物临床试验的登记数量逐年增加（图1），由每年10余项增至2022年的84项，表明越来越多的国内外制药企业加大了对罕见病药物研发的关注和投入。

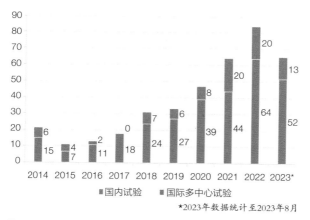

图1　近十年国内每年公示的罕见病临床试验登记数量
（数据来源：丁香园Insight）

罕见病药物国内临床试验中，新药（包含化药新药/改良新药，生物制品新药/改良新药）临床试验数量占比约50%（152项），临床试验分期上，以Ⅰ期、Ⅱ期及Ⅰ/Ⅱ期等早期探索性临床试验为主，Ⅲ期及Ⅳ期临床试验各有20余项。而国际多中心临床试验所开展的基本都是新药，是新药全球

罕见病药物临床试验特点

同步研发的重要手段，可以提高药物研发效率，为创新药在多个国家或地区上市奠定良好的基础。在我国开展的国际多中心临床试验中，Ⅲ期临床试验占了绝大多数（图2）。Ⅲ期临床试验，是药品上市前的最后一道关口，其成功与否是新药上市的关键，同时也离不开罕见病患者的积极参与，更早的加入全球新药的研发进程，无论对个体还是患者群体都是有益的。

据国家药品监督管理局药品审评中心2023年9月7日发布的《中国新药注册临床试验进展年度报告（2022年）》，罕见病药物临床试验数量不仅呈

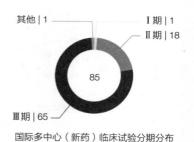

国际多中心（新药）临床试验分期分布

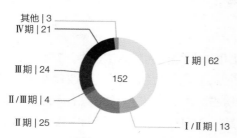

国内（新药）临床试验分期分布

图2　临床试验分期分布（数据来源：丁香园Insights）

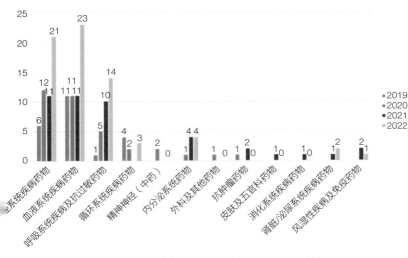

图3 罕见病药物临床试验适应症分布变化（2019-2022年）
（数据来源：《中国新药注册临床试验进展年度报告（2022年）》）

现逐年递增趋势，且按药物类型分析，治疗罕见病药物主要为化学药品和生物制品，适应症也主要以血液系统疾病、神经系统疾病和呼吸系统疾病为主（图3）。

目前主导及参与罕见病药物临床试验的医疗机构主要集中在北京、上海、广州及主要省会城市医院，如中国医学科学院北京协和医院，中国医学科学院血液病医院、复旦大学附属华山医院、中南大学湘雅医院、四川大学华西医院、南方医科大学南方医院等。

（作者：北海康成 赵巧丽 张楠楠）

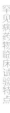

罕见病药物临床试验
审评审批

罕见病新药审评审批有哪些新政策及措施？

为了帮助罕见病患者及早用上所需的治疗药物，自2015年8月国家药监部门启动药品医疗器械审评审批制度改革以来，药监管理部门正逐步把审评资源倾斜到临床急需的有明确临床价值的新药，制定了一系列相关政策，支持罕见病药物和医疗器械的研发。

2018年，国家药监局与国家卫生健康委联合发布《优化药品注册审评审批有关事宜的公告》和《临床急需境外新药审评审批工作程序》，对于近十年在美国、欧盟或日本上市但未在我国境内上市的用于治疗罕见疾病的新药，通过初步筛选、专家论证、公示和公布等程序，国家药品监督管理局药品审评中心发布纳入专门通道审评审批的品种名单，建立专门通道开展审评，对罕见病治疗药品，在受理后3个月内完成技术审评；其他境外新药，则是在受理后6个月内完成技术审评。

2019年，新修订《药品管理法》发布实施，第十六条明确规定，国家支持以临床价值为导向、

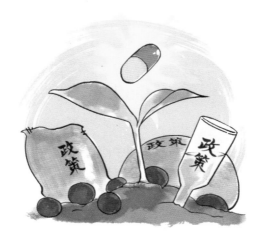

对人的疾病具有明确或特殊疗效的药物创新，鼓励具有新的治疗机理、治疗严重危及生命的疾病或者罕见疾病等的新药研制。

2021年12月，药品审评中心发布《罕见疾病药物临床研发技术指导原则》，这是我国首个专门针对罕见病药物研发的指导原则。由于罕见病单病种发病率/患病率极低，病情复杂，目前对其认识相对有限，使得罕见病药物研发面临的困难远远超过常见多发疾病，导致罕见病患者的治疗需求远未满足。由于罕见病患者人数少，临床试验开展难度较大，因此罕见病药物的临床研发，除了遵循一般药物研发规律外，更应密切结合其疾病特点，在确保严谨科学的基础上，采用更为灵活的试验设计，充分利用有限的患者数据，获得满足获益与风险评估的科学证据，支持监管决策。

（作者：泰格医药　常建青）

2022年、2023年出台了多个以患者为中心的技术指导原则，如何与罕见病药物研发相结合？

国家药监局药品审评中心在2022年、2023年出台了多个以患者为中心的技术指导原则，这些指导原则包括《患者报告结局在药物临床研发中应用的指导原则（试行）》《组织患者参与药物研发的一般考虑指导原则（试行）》《以患者为中心的临床试验实施技术指导原则（征求意见稿）》《以患者为中心的临床试验设计技术指导原则（征求意见稿）》《以患者为中心的临床试验获益-风险评估技术指导原则（征求意见稿）》。罕见病患者对疾病状态和治疗过程等有切身体验，如果参与药物临床试验，可为药物研发提供更贴近临床和患者群体期望的有价值的信息。以患者为中心的药物研发是以患者需求为出发点、视患者为主动参与者、以临床价值为最终目的，在药物全生命周期中，确保患者的体验、观点、需求和优先顺序能够被获取并有效融入药物的研发和评估中。该理念已成为当前药物研发的核心指导思想，也同样适用于推动罕见病药物的研发。

在临床试验设计环节，将罕见病患者的需求贯穿药物研发全过程，鼓励从药物研发早期开始，在整个研发生命周期中持续倾听、吸收罕见病患者的观点，体现罕见病患者的需求，充分考虑临床试验受试者的体验，采用受试者易于接受的研究设计，将患者体验数据，例如身心感受、生活质量、功能和生存状态等方面的临床获益纳入到临床试验设计关键要素的考量中，从而为研发和监管决策提供依据。

在罕见病药物临床试验实施环节，力求改善受试者体验，减轻受试者负担。这包括，基于患者需求的招募，尽可能让有需求的罕见病受试者发现适合的临床试验，并保证基于潜在受试者的需求和最

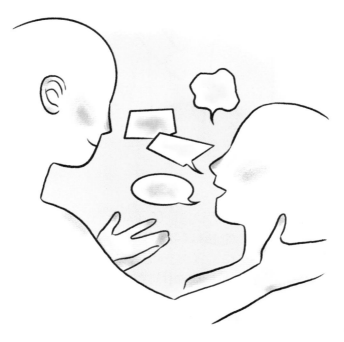

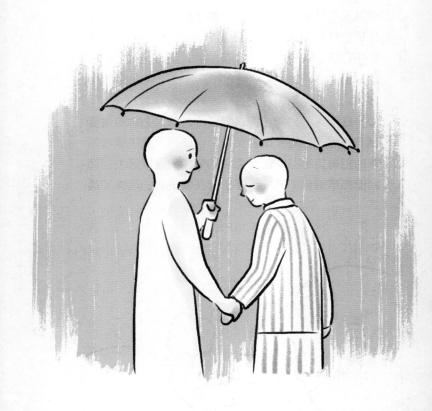

佳获益-风险考虑而入组。为了让有需求的罕见病患者发现适合的临床试验，可以考虑采用互联网平台招募、基于罕见病患者信息大数据的智能化招募等方式，招募广告内容可具有多样性，以满足用户的不同阅读偏好。

对于知情同意，从受试者角度出发，采用受试者易于接受的内容和方式，保证充分告知、使受试者充分理解临床试验中的获益和风险，并自主作出选择和决定。为了使受试者充分理解知情同意的内容，保障受试者的权益，可考虑采用电子知情的方式。为了减少受试者负担，不受限于时间和场所，也可以采用远程知情的方式，同时对知情同意过程和所产生信息加以保密。

对于访视，为了减少不必要的现场活动，在合规且可行的范围内，为受试者减轻负担、可以考虑提供便利、改善受试者的体验，提供场景可选的访视，包括远程访视。应尽量便利受试者，同时关注其用药安全性和依从性，"药物直达患者"也是一种可以考虑采用的方式。由研究者和临床试验机构负责将研究药物直接配送至受试者，同时关注受试者的安全性风险。

罕见病患者数量少且地域分散，病情严重且病程长，患者参与临床试验存在诸多挑战。为助力罕见病药物临床研发效率，探索更有利于患者参与的临床试验新模式，为罕见病药物临床试验提供更加灵活、可及的新方法、新路径，患者不受地域、实施现场和场景等限制参与到合适的临床试验中。药审中心2023年11月发布《罕见疾病药物临床研发中应用去中心化临床试验的技术指导原则（征求意见稿）》提议选择新型去中心化临床试验模式，更好地践行以患者为中心的临床试验。

（作者：泰格医药 常建青）

儿童罕见病临床试验特点

儿童罕见病有哪些？儿童罕见病的特点是什么？

根据遗传学与罕见病科普公益平台"豌豆Sir"发布的《中国罕见病综合报告（2021）》，在Orphanet数据库中，有5018种（81.3%）罕见病记录了发病时间的数据，其中3510种仅在儿童期发病，占56.9%，908种从儿童期到成年期皆可发病，占14.7%。可见儿童罕见病占所有罕见病的一半以上。

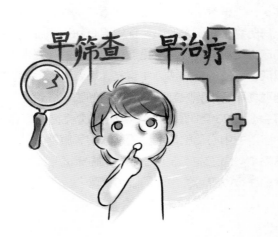

儿童罕见病多为遗传性疾病，包括染色体异常、基因突变、表观遗传学改变等。染色体异常罕见病包括Turner综合征、三体综合征等。基因突变会导致儿童生长发育异常、代谢功能障碍、运动能力减弱等多种症状，生长发育异常的罕见病包括软骨发育不全、早衰症、范科尼贫血症等，运动能力减弱的典型罕见病为脊髓性肌萎缩症、杜氏肌营养不良症等。代谢功能障碍相关的罕见病类型较多，包括糖类、脂类、氨基酸和有机酸代谢障碍，典型疾病如下：

发病机制	疾病名称
糖代谢异常	庞贝病，半乳糖血症，黏多糖贮积症
脂代谢异常	法布雷病，戈谢病
氨基酸、有机酸代谢异常	苯丙酮尿症，酪氨酸血症，戊二酸血症

与表观遗传学改变相关的罕见病相对较少，如Silver-Russell综合征。其他罕见病包括血友病（凝血功能障碍）、Alport综合征（胶原Ⅳ型蛋白异常）等。

由于病例数少、误诊等原因，儿童罕见病的流行病学调查较为困难，部分发病率数据并不准确，此外，不同国家和地区的罕见病患病率可能存在不同。不同罕见病的患病率差异较大，如脊髓性肌萎缩症患病率约为1/万，法布雷病患病率约为

1/11万～1/47万，而早衰症的发病率约为1/400万。

除了一般罕见病患病率低、易误诊漏诊、缺乏有效治疗手段的特征外，儿童罕见病多为遗传性疾病，对患者的生长发育乃至终身健康有重大影响。部分儿童罕见病属于慢性病，越早干预和治疗，效果越好，疾病进展后病情往往难以逆转，并且慢性病需要终身护理和治疗，给患者和家庭带来物质和精神上沉重的负担。因此，儿童罕见病"早筛查，早治疗"是关键。

（作者：浙江大学医学院附属儿童医院临床试验
机构管理办公室　倪韶青　漆林艳　钱建钦）

儿童罕见病已有的治疗手段和药物有哪些？

目前，部分罕见病已经有了较好的药物和治疗手段。如脊髓性肌萎缩症（SMA）有3种治疗药物批准上市，包括诺西那生钠（Nusinersen）注射液、利司扑兰（Risdiplam）口服溶液、基因治疗药物Zolgensma。早衰症治疗药物洛那法尼（Lonafarnib）是一种法尼基转移酶抑制剂，是目前唯一获批的药物，配合他汀类、二膦酸盐类作为辅助治疗药物起到更好的缓解并发症的作用。

遗传代谢类儿童罕见病的病因，多由基因突变导致，导致患者体内缺乏生命活动必需的某种关键酶。因此，一种可行的治疗方法是酶替代疗法（enzyme replacement therapy，ERT），即外源性的补充蛋白酶，虽然不能从根本上治愈疾病，但可以缓解代谢功能异常，部分ERT整理如下：

疾病名称	药物名称
法布雷病	阿加糖酶 α（Agalsidase Alfa），阿加糖酶 β（Agalsidase Beta）
庞贝病	阿糖苷酶 α（Alglucosidase Alfa），艾夫糖苷酶 α（Avalglucosidase alfa）
戈谢病	伊米苷酶（Imiglucerase），维拉苷酶 α（Velaglucerase Alfa）
苯丙酮尿症	培伐利酶（Pegvaliase-pqpz）
神经元蜡样脂褐质沉积症2型（CLN2）	Cerliponase Alfa
黏多糖贮积症 I 型	拉罗尼酶（Laronidase）
黏多糖贮积症 II 型	艾度硫酸酯酶（Idursulfase Beta）
黏多糖贮积症 VI 型	加硫酶（Galsulfase）
黏多糖贮积症 IV A 型	依洛硫酸酯酶 α（Elosulfase Alfa）
血友病A	凝血因子 VIII
血友病B	凝血因子 IX

随着生物技术的快速发展，基因治疗技术日趋成熟，有望从根本上治愈基因突变导致的疾病，一次治疗可维持较长时间，甚至终身有效，治疗优势明显。基因编辑技术也将助推更多的基因治疗药物研发。目前全球批准的罕见病基因治疗药物有：

疾病名称	药物名称
脊髓性肌萎缩症	Onasemnogene abeparvovec（Zolgensma）
杜氏肌营养不良症	Delandistrogene Moxeparvovec（Elevidys）
芳香族L-氨基酸脱羧酶（AADC）缺乏症	Eladocagene Exuparvovec（Upstaza）
血友病A	Valoctocogene Roxaparvovec（Roctavian）

同时，康复治疗和心理治疗对于改善儿童罕见病患者的症状，减轻痛苦和不适，提升生活质量具有重要意义。

（作者：浙江大学医学院附属儿童医院临床试验机构管理办公室　倪韶青　漆林艳　钱建钦）

儿童罕见病药物研发的现状和挑战有哪些？

儿童罕见病药物研发的整体环境已经明显改善。2010年以来，全球的药品监管机构批准上市的儿童罕见病药物数量远多于过去。在新技术方面，随着基础科学理论的突破和技术的创新，研究人员在基因调控、疾病模型、药物开发等方面取得了新进展，罕见病的致病基因和发病机制更加明确，新型治疗手段如基因治疗、反义寡核苷酸药物等不断涌现，使得儿童罕见病药物研发的技术手段更加丰富。在政策方面，多个国家发布了较为完善的罕见病药物（孤儿药）激励制度、法规、指导原则，涵盖药物研发、审评、上市各个阶段。如国家药品监督管理局颁布了多个罕见病药物、儿童药物临床试验指导原则；美国FDA规定，获得孤儿药资格认定后，研发企业可以享有税收减免、加速审批、上市后7年的市场独占期等政策优惠，激发企业研发动力。

在组织方面，政府机构、制药企业、医疗机构、患者组织、慈善组织、新闻媒体、社会公众等齐心合作，积极呼吁，提高了对罕见病的关注度，如席卷全球的"肌萎缩性侧索硬化症冰桶挑战"，共同创造了罕见病药物研发的浪潮，多方合作助推了罕见病药物的研发。

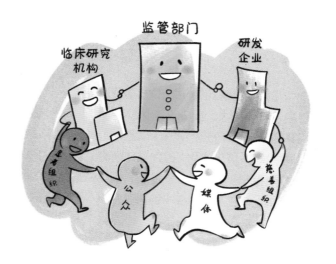

但是，儿童罕见病药物研发仍然面临严峻挑战。由于儿童罕见病患病人数少，临床试验的招募非常困难。儿童罕见病本身较为复杂，对罕见病的认识仍然不足，尤其是疾病的起因和致病机制，自然病史等研究。由于不常见，罕见病的科学研究重视度和关注度仍不够，科研投入还不足，阻碍了对疾病的认识和新药研发。由于市场规模小、研发风险大、投资回报不确定，制药企业对罕见病药物的研发动力和热情仍不足。此外，部分罕见病药物研发投入大，药企为收回成本定价高，导致即使有药患者也用不起。

（作者：浙江大学医学院附属儿童医院临床试验机构管理办公室　倪韶青　漆林艳　钱建钦）

我国儿童罕见病药物研发未来的发展趋势有哪些？

儿童罕见病药物研发的成本普遍高于一般疾病药物，风险较大。此外，罕见病药物临床试验患者招募困难，传统的药物临床试验设计并不完全适合人群规模较小的罕见病药物临床研究。因此，我国儿童罕见病药物研发未来发展，需要依靠持续的科技的创新、更广泛的合作和信息共享、更优裕的研发环境。

1 科技创新　基因测序技术的发展，有助于鉴定罕见病的详细基因图谱，探究致病基因和发病机制，发现潜在的药物靶点。同时，利用人工智能技术、大数据分析等进行活性化合物的筛选，加速新药研发。新型药物递送系统和基因编辑技术的开发，使得基因治疗、细胞治疗更加成熟。

临床试验方面，创新的临床试验设计可以在小样本人群获得药物的疗效证据，此外，使用替代终点如生物标志物等缩短临床试验周期，加速研发。不同于传统的临床试验，利用现有的诊疗数据、自然病史研究等进行的真实世界研究，可以降低临床试验成本，适合罕见病药物的研发。

2 合作和信息共享　仅仅依靠一方的力量不足以推动所有罕见病药物的研发，团结合作是未来的研发趋势。国际罕见病研究联盟（IRDiRC）致力于促进罕见病的研究和药物研发，为政府部门、科学界、工业界和罕见病患者之间的共同合作提供平台。中国国家罕见病注册系统（NRDRS）已成为IRDiRC成员单位。NRDRS在促进科研合作，提高患者参与度方面将发挥重要作用。患者组织在表达患者需求、患者登记、推动立法、保护患者权益等方面也将起到重要作用。

3 研发环境　药品监督管理部门在不断优化和完善罕见病药物的审评审批制度，鼓励和加快罕见病药物的申报和审评，缩短时限，对罕见病新药实行早期介入、研审联动、全程服务，组建专门的审评团队跟进罕见病新药的创新研发，提升罕见病新药研发的质量和效率。同时，出台罕见病药物研发的技术指导原则，推进临床研发。

（作者：浙江大学医学院附属儿童医院临床试验机构管理办公室　倪韶青　漆林艳　钱建钦）

儿童为什么要参与药物临床试验？重要性有哪些？

目前，很多药品缺乏儿童用药的参考资料，说明书没有儿童推荐剂量。儿童用药普遍存在"无药可用""用药不当"的严重现象，儿童酌减剂量使用成人药物普遍存在，这对儿童健康造成的伤害是不可预计的。调查数据显示，儿童药物不良反应发生率是成人的2倍，新生儿更是成人的4倍。儿童用药可参考的资料和数据高度缺乏是造成上述情况的重要原因。

儿童不是缩小版的成人，其生理和心理与成人有显著差异，而且儿童的生理和心理状态随年龄增长一直处于不断变化发展中，不同年龄段的儿童之间也有较大差异。药物在儿童中的吸收、分布、代谢和排泄，可能与成人存在较大差异，儿童用药安全存在重大隐患。

如抗菌药物氯霉素，1956年前后，未经儿童研究就被广泛用于预防低体重早产儿感染，导致多名早产儿发生灰婴综合征而死亡。1958年，研究人员开始对氯霉素进行了儿童临床研究。结果发现，早产儿和新生儿肝脏内缺乏一种解毒的酶使氯霉素在肝脏内代谢发生障碍，加上早产儿及新生儿的肾脏排泄功能也不完善，造成氯霉素在体内蓄积中毒。儿童临床研究之后，氯霉素使用得到了严格的限制，使用剂量降到原用药量的1/3～1/6。

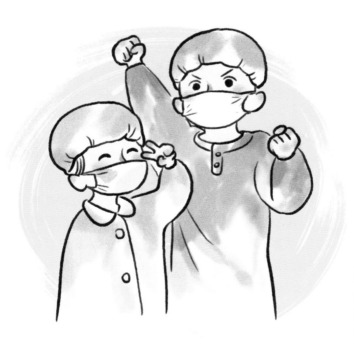

如果我们不进行儿童药物临床试验，那就相当于儿童每次用药都是在做试验，儿童用药风险会越来越大。因此，为了用药安全，儿童也需要参加药物临床试验。

（作者：浙江大学医学院附属儿童医院临床试验机构管理办公室　倪韶青　漆林艳　钱建钦）

儿童参加药物临床试验有哪些风险和获益？

儿童参与药物临床试验的风险主要来自研究药物的不良反应、检验检查的创伤以及参与临床试验带来的心理上的影响。多数儿童药物临床试验是有成人用药经验和数据的，因此不良反应有一些数据参考，但对于儿童特发疾病，如很多罕见病仅发于儿童，这种情况可能就没有成人药物使用的安全性数据。在这种情形下，儿童参与药物临床试验面临的不良反应风险会更高一点；试验中需要的检验检查多数为临床诊疗常规检查，有专业的人员进行，风险相当于正常看病所面临的风险，少数风险较高的特有检查，一般会有针对性的风险防范措施以保证受试者的安全；在试验过程中，研究医生的问诊或者一些研究操作，可能带给儿童心理造成影响，这时需要家长及时关注孩子的心理变化并及时反馈至研究者，研究者将会根据情况进行适当干预。

　　参与试验的获益，分为直接获益和间接获益，直接获益是指参加临床试验对疾病治疗的帮助，间接获益是指社会受益，即参与临床试验可能帮助到其他患有相同疾病的患者治疗。参与药物临床试验一般都有直接获益，即对受试者的疾病诊疗是有帮助的，但因为药物尚在临床试验阶段，这个获益无法确保。参与临床试验受试者可以有机会了解到该疾病在国际和国内的最新情况，也可以有更多的机会接触到该疾病领域的专家，并可能获得更多的医疗服务和关注。参与临床试验一般均有社会受益，可为研究疾病治疗提供有价值的信息。

（作者：浙江大学医学院附属儿童医院临床试验机构管理办公室　倪韶青　漆林艳　钱建钦）

儿童参加药物临床试验的风险有多大？

　　如前所述，对于所有临床试验，受试者的权益和安全是第一位的，任何的科学研究都要在保证受试者安全的前提下进行。儿童作为参加临床试验的弱势人群，其参与的临床试验都需要有针对儿童的特殊保护措施，保障儿童参与临床试验的安全性。

儿童罕见病临床试验特点

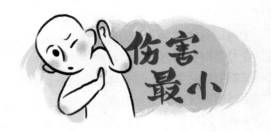

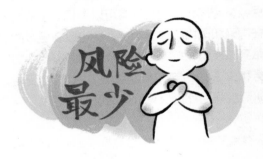

我国相关法规规定：儿童药物临床试验必须遵循
"伤害最小，风险最少"的原则。儿童临床试验计
划是由很多专家参与、精心设计和准备的，这些计
划还需通过国家和研究机构严格的伦理和科学的审
查。一般药物不能直接进行儿童试验，需先经过成
人试验，然后按照年长至年幼的顺序，分段进行。
某一研究儿童受试者如果没有直接受益，研究风险
必须是小于最小风险时才能开展（最小风险：指参
与研究的风险相当于日常生活中可能会遇到的风

险，比如不小心摔了一跤等）。总之，儿童药物临床试验的风险是有控制的，不同临床试验的风险不一样，需具体项目具体评估和控制。

（作者：浙江大学医学院附属儿童医院临床试验机构管理办公室　倪韶青　漆林艳　钱建钦）

在参加儿童罕见病药物临床试验过程中，儿童和家长需要注意什么？

在参与儿童罕见病药物临床试验过程中，家长需要认真对待研究者的交代，遵守临床试验规则，主要注意事项如下：

1 试验期间必须按医生的要求按时使用研究药物，不能根据自己的意愿进行随意的调整；

2 临床试验中如需使用其他药物治疗时，需先与研究医生联系，确认是否可以使用。研究医生交代不能使用的药物或食物，一般情况下需遵医嘱不使用，若确需使用，需先通知研究医生，由研究医生确认是否需要使用或是否有替代方法等。

3 在受试期间需要遵循研究方案的安排，定期准时回访；

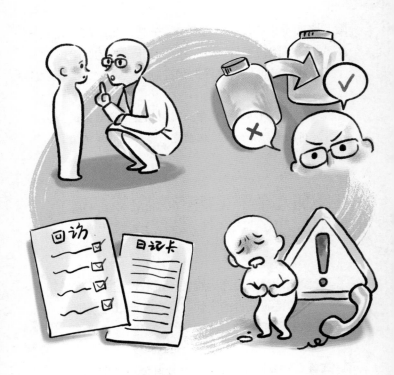

4 按医生交代按时做好记录，如及时填写日记卡；

5 需要留意孩子的状态，一旦发现有不适时，应当
尽快联系研究医生。

（作者：浙江大学医学院附属儿童医院临床试验
机构管理办公室 倪韶青 漆林艳 钱建钦）

儿童是否有知情同意权？

儿童是享有知情同意权的。《药物临床试验质量管理规范》中明确：儿童作为受试者，应当征得其监护人的知情同意并签署知情同意书。当儿童有能力做出同意参加临床试验的决定时，还应当征得其本人同意；《中华人民共和国民法典》第19条规定，八周岁以上的未成年人为限制民事行为能力人，实施民事法律行为由其法定代理人代理或者经其法定代理人同意、追认；但是，可以独立实施纯获利益的民事法律行为或者与其年龄、智力相适应的民事法律行为。如果儿童受试者本人不同意参加临床试验或中途决定退出临床试验时，即使监护人已经同意参加或愿意继续参加，也应当以儿童受试者本人的决定为准。除非在严重或危及生命疾病的治疗性临床试验中，研究者、其监护人认为儿童受试者若不参加试验，其生命会受到危害，这时，其监护人的同意即可使患者继续参与试验。在临床试验过程中，儿童受试者达到了签署知情同意的条件，则需要由本人签署知情同意之后方可继续实施。

（作者：浙江大学医学院附属儿童医院临床试验机构管理办公室　倪韶青　漆林艳　钱建钦）

儿童如果不想参加临床试验或者中途想退出，如何做？

　　对于任何临床试验，儿童及其监护人都可以选择不参加；儿童参加了某项临床试验，在临床试验过程中，不论出于什么原因，儿童不愿意继续参加了，可以在任何时候退出。不参加或者中途退出临床试验，都不会影响儿童疾病的正常诊疗。比较重要的是，中途退出临床试验是需要完成出组访视，这是为了评估儿童出组时身体状况，确认药物是否有产生任何不好的影响，对儿童的身体状况的影响，出组访视对于确保儿童的身体健康十分重要，需谨慎对待。

（作者：浙江大学医学院附属儿童医院临床试验机构管理办公室　倪韶青　漆林艳　钱建钦）

参加临床试验

罕见病患者可以通过哪些渠道寻找罕见病临床试验？在此过程中需要注意哪些因素？

　　基于罕见病的特殊情况，渠道相对其他疾病较为局限，首先是该领域专家推荐，他们熟悉国内外上市新药和临床试验中项目的开展，可以予以专业的临床试验建议；另外可以登录CDE网站 http：//www.chinadrugtrials.org.cn/index.html 二级查询相关临床试验；某些相关疾病的公众号或网络搜索工具上以疾病名称+临床试验检索相关临床试验；同时第三方招募公司公众号可能涉及部分罕见病招募广告。需要注意的是，不论从什么渠道获知试验信息，均需要咨询自己的临床医生进一步了解项目情况，以便于初步判断疾病状况和地理位置是否便于参加，因为罕见病的临床项目相对中心设置偏少，后续访视是否能完成也是一个重要考虑因素。

（作者：泰格医药　曹茂华）

罕见病患者如何选择报名参加受试者的筛选？如何成功加入罕见病药物临床试验？

　　直接到相应临床试验设置的研究中心科室咨询报名；网络查询到的研究相关试验大多有联系方式，可以联系咨询；第三方专业的招募公司可提供与研究中心的对接。同时为助力罕见病药物临床试验，"以患者为中心"去中心化开展临床试验，也会为未来罕见病患者参加临床试验提供更便利的参加体验。

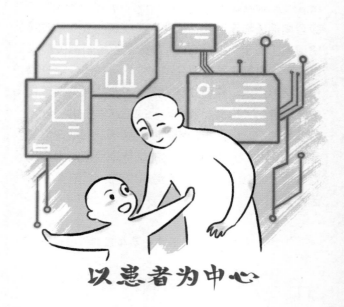

以患者为中心

患者或家属只需要准备好完整的病历资料（包括诊断证明、住院病历、用药、检查检验等相关资料）即可由研究者初步评估。如果与研究中心距离较远，最好与研究者初步电话沟通后再前往研究中心面诊，研究者会让患者充分知情，同时根据试验入排要求科学严谨的评估患者是否适合参与该临床试验筛选。

临床试验非常科学严谨。患者签署知情同意书后，将进入到筛选期，完成筛选期相关检查依然符合项目入选排除标准要求，患者即可成功入组参与该临床试验。如果未能成功参加也不要失望，也仅表明当下病情或病史不符合该临床试验的入选排除要求，可以咨询研究者是否有其他相关符合本人临床试验或按既往标准治疗方案继续治疗。临床试验的方案设计与入选排除标准实际也是在最大限度保护患者的安全，所以绝对不能提供任何虚假检查或是隐瞒真实情况，否则，不仅会导致临床试验数据出现问题，更可能会对自己的身体造成损害。

（作者：泰格医药　曹茂华）

临床研究机构如何精准找到相应的患者参与临床试验？

各大适应症领域的项目推进会、罕见病联盟、

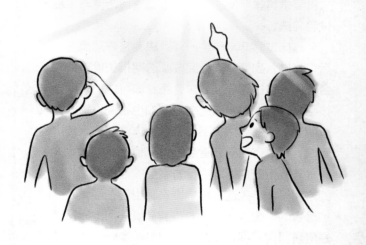

全国或省市级该疾病的公益组织或是患者组织、发布通过伦理审查后的招募广告、专业的第三方招募公司等均可有针对性的将项目信息传递给更多相关医生和患者/家属，从而让临床研究机构可以相对精准锁定患者，也为患者提供了一个可以选择临床试验的机会。

（作者：泰格医药　曹茂华）

罕见病去中心化药物临床试验

什么是去中心化临床试验?

去中心化临床试验(Decentralized Clinical Trials,简称DCT)是一种新型的临床试验方法,与传统临床试验相比,DCT更加方便和灵活。在DCT中,参与者可以在自己家中或其他方便的场所接受医学检查和试验程序,而不必频繁地前往研究中心(医院)。DCT的目标是提高受试者参加临床试验的舒适度、便利性和临床试验的可及性。

在传统的临床试验发展了上百年之后,为什么会出现DCT?

DCT出现的原因是临床试验"以患者为中心"的理念逐渐成为共识,以及科学技术的进步确保了远程开展临床试验具备可行性。传统的临床试验需要受试者频繁前往研究中心(医院)接受医学检查和研究程序,这可能会给他们带来不便和额外的时间成本。而DCT利用了数字科技、远程医疗及上门医护，使得受试者可以在自己的家中或其他方便的地点参与临床试验的各种活动，大大减少了他们的负担。这种方法还可以利用远程监测设备和移动应用程序收集数据，使得研究人员能更加便捷地采集研究数据，从而加快了研究的进程。

在应用场景和发挥的相关作用上，DCT与当前临床试验主要有什么区别？

传统的临床试验主要是临床试验各个环节都需要在研究中心（医院）开展，而DCT可以在非研究中心场所开展。比如利用数字技术和远程医疗，受试者在家里可以与研究者沟通交流，通过电子设备或收集APP上报数据；研究人员可以利用电子通讯技术，如网络会议，提供知情同意过程，并进行在线电子签名，这样，受试者就不需要亲自去医院与研究人员会面签署知情同意书；此外，利用可穿戴设备如动态血糖监测仪，能在某些时间段内自动监测血糖并上传到系统，研究者可以远程查看，保障受试者安全。

（作者：泰格医药　俞皎皎）

为了更好开展DCT，在受试者远程招募、电子知情同意、远程访视、远程评估、电子支付等方面有哪些新的技术手段？

以下是一些去中心化临床试验常用的应用场景与技术：

- 电子招募：使用互联网和电子平台招募受试者参与临床试验。受试者可以在线注册并了解试验详情，从而方便快捷地参与。

- 电子知情同意：通过网络或移动应用程序进行知情同意过程，包括详细介绍试验内容、风险和受试者权利，并进行在线签署，使受试者可以在家中或其他地方完成同意流程。

- 远程访视：使用视频通话技术进行医生和受试者之间的远程会诊和访视。受试者可以通过网络与医生交流，减少因医院访问而造成的时间和费用成本。

- 电子患者报告结局：使用电子设备或移动应用程序让受试者记录自己的健康状况和症状，以便研究人员收集关于试验药物效果和安全性的数据。

- 电子支付：采用在线支付系统进行试验参与者的支付，包括报酬或补偿等。受试者可以通过电子方式收到支付，方便快捷。

- 药物供应给患者：通过邮寄或其他方式将试验药物送达受试者手中，使受试者无需前往医院或诊所取药，提高参与试验的便利性。

（作者：泰格医药　俞皎皎）

受试者如想参加DCT，需要做哪些事情？

如果您是一个受试者，并且想参加DCT，您可能需要做以下事情：

电子招募

- 在互联网上搜索或通过移动应用程序找到与您感兴趣的临床试验相关的信息。

- 注册并填写个人信息，包括姓名、年龄、联系方式等，并可能需要回答一些与试验相关的健康问题。

- 阅读试验的详细说明，包括试验的目的、流程、风险和可能的好处。

- 确认您符合试验的入选标准，例如年龄、健康状态等。

- 可能需要提供医疗保险信息或其他相关文件。

- 最后，按照注册页面的指示提交您的注册信息，并等待研究人员的进一步联系。

电子知情同意

- 研究团队将与您联系，并安排与您约定时间，告知您需要在您的电脑/笔记本电脑/平板电脑/手机上下载哪个应用程序。按照研究团队提供的指示完成所需应用程序的设置，并在约定时间通过应用程序加入会议。

- 在会议/讨论期间，研究员可能需要您提供个人信息以确认您的身份。研究人员将向您提供所有的研究信息，包括试验的目的、流程、风险和可能的好处。您可以提出所有想问的问题，直到您完全理解试验并没有任何疑虑。

- 研究人员将请您在线详细阅读试验的电子知情同意书，包括试验的目的、流程、风险和您的权利。

- 研究人员将要求您在线电子签署知情同意书，在签署之前，确保您已经理解知情同意书中的内容。但如果您想在会议后考虑，您也可以安排另一次会议与研究团队完成电子签名。

- 在完成签署后，您可能会收到一份电子副本作为您参与试验的记录。

- 如果您有任何进一步的问题或需要更多的信息，您可以随时与研究人员联系。

远程访视

- 确保您具有参与远程访视所需的设备和网络连接，如智能手机、平板电脑或计算机，并且具备良好的互联网连接。

- 在预定的时间内登录到指定的视频通话应用程序或平台。

- 确保您在安静、私密的环境中参与视频通话，以保护您的隐私和保密性。

- 在视频通话中与医生或研究人员进行交流，回答他们的问题，并分享您的健康状况和症状。

- 如果需要，在视频通话中展示您的药物或药物包装，以便医生进行评估和指导。

- 如果在视频通话中有任何技术问题或您需要进一步的帮助，请随时联系研究人员或技术支持团队。

电子患者报告结局

- 下载或使用指定的移动应用程序，以记录您的健康状况、症状、药物服用时间和问卷。

- 根据应用程序的指示填写问卷或记录数据，包括您的症状、体重、血压等信息。

- 按照指定的时间表提交您的数据，确保数据的及时性和准确性。

- 如果应用程序有任何技术问题或您需要进一步的帮助，请随时联系研究人员或技术支持团队。

- 记得定期使用应用程序，以便研究人员可以收集您的健康数据，并在需要时进行分析和评估。

- 如果您在使用和填写过程中遇到任何困难或疑问，请及时与研究人员联系，他们将为您提供支持和指导。

电子支付

- 下载或使用指定的移动应用程序，并在程序上提供您的支付信息，例如银行账户信息或支付宝账户等，以便收到试验参与的支付金额。

- 确保您的支付信息的准确性和完整性，以避免支付过程中的错误或延误。

- 在指定的时间内收到支付，可能是试验报酬或补偿等，根据试验方案和协议而定。

- 如果收到的支付金额与协议中约定的不符，或者有任何其他支付相关的疑问，请及时联系研究人员或负责人员进行沟通和解决。

- 您可以在应用程序中找到所有的支付历史记录程序，但请在完成研究之前不要删除它们，并保留相关收据或凭证作为您参与试验的记录，以备将来查询或需要。

- 如果您在收到支付过程中遇到任何问题或需要进一步的帮助，请随时联系研究人员或负责人员寻求支持和指导。

药物供应给受试者

- 提供正确的邮寄地址和联系方式给研究团队，以便试验药物能够准确地送达到您手中。

- 在指定的时间内接收试验药物的邮寄包裹，并根据药物使用说明书进行正确的存储和使用。

- 如果试验药物需要冷藏或特殊的储存条件，请确保您有合适的设备或环境来保持药物的稳定性。

- 按照试验方案和研究人员的指示，准确记录您使用试验药物的时间、剂量和频率等信息。

- 如果在使用试验药物过程中出现任何不适或副作用，请立即联系研究人员或医疗服务提供者进行咨询和处理。

- 定期与研究人员或医疗服务提供者保持联系，报告试验药物的使用情况和您的健康状况，并根据需要接受进一步的指导和监测。

在DCT过程中，患者和患者组织如何发挥作用？

在去中心化临床试验过程中，患者和患者组织可以发挥重要作用。他们可以通过参与试验、提供反馈意见和分享经验等方式，帮助研究人员更好地了解患者的需求和体验，从而改善临床试验的设计和执行。同时，患者和患者组织还可以促进医学研究的公开透明，提高临床试验的质量和可信度，以及推动医学进步，造福更多的患者。

（作者：泰格医药　俞皎皎）

在罕见病药物临床试验领域开展DCT有哪些必要性、特殊性及重要意义？

国家药品监督管理局药品审评中心2023年11月发布《罕见疾病药物临床研发中应用去中心化临床试验的技术指导原则（征求意见稿）》。在罕见病药物临床试验领域开展DCT的必要性、特殊性及重要意义如下：

必要性

- 以患者为中心的便利性：在传统的中心化临床试验中，罕见病的患者通常需要前往特定的研究中心参与试验，这可能对患者造成诸多不便，特别是对于那些身体状况较差或住在偏远地区的患者来说更为困难。而采用DCT可以极大地提高患者的参与便利性，使得他们能够更轻松地参与临床试验。患者可以在家中或离家较近的医疗机构进行试验相关的监测和数据收集，避免长时间的旅行和住院，减轻了患者的负担和不便。

- 拓展试验范围：罕见病的患者数量有限，传统的中心化临床试验可能面临招募困难，而DCT能够利用远程数据收集和数字化技术，扩大试验范围，更容易招募到合适的患者。

- 促进医患交流互动和患者教育：通过DCT，罕见病患者可以更频繁地与研究团队进行远程交流，例如通过电话、视频会议或电子邮件等方式，与医生和研究人员进行沟通和咨询。这种远程交流模式可以降低患者因长时间的旅行或住院而导致的交流困难，增加了医患之间的互动机会。此外，DCT还可以通过数字化平台和在线资源提供更丰富的患者教育和支持。研究团队可以利用这些平台向患者提供相关的教育资料、指导和支持，帮助他们更好地理解疾病和试验。

特殊性

- 患者分布不均：由于罕见病的患者分布通常不均匀，DCT可以允许更广泛地覆盖不同地区的患者。

- 个性化治疗：罕见病往往具有高度个体化的特点，DCT可以更好地适应患者个体差异，提供个性化治疗。

- 数据收集技术：DCT依赖于远程数据收集技术和数字化平台，这些技术在罕见病试验中尤为重要，因为患者数量有限，需要更灵活和高效的数据收集方式。

重要意义

- 推动创新：罕见病药物研发领域的创新对患者生存质量具有重要意义，而DCT的推广可以加速新药物研发和上市，从而为患者提供更多治疗选择。

- 改善患者生活质量：通过促进罕见病药物的研发和上市，DCT可以改善患者的生活质量，提供更有效的治疗方案，减轻疾病对患者及其家庭的负担。

- 提升医疗水平：DCT的应用将促进医疗机构和专业人员对数字化和远程医疗技术的应用和发展，从而提升医疗水平和服务质量。

（作者：泰格医药　俞皎皎）

研究者故事

（按研究者姓氏汉语拼音排序）

丁洁教授：
毕生致力于Alport综合征医学研究

　　北京大学第一医院（本文简称"北大医院"）的杰出专家、北大医院原副院长丁洁教授长期以来致力于罕见肾脏病Alport综合征的临床治疗和科研工作。访谈中，她介绍了Alport综合征的发展历史、疾病诊疗和用药情况，并分享了一个中国参加国际多中心临床试验虽败犹荣的案例。

撰文｜毛冬蕾

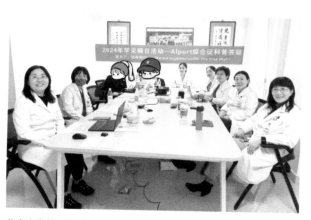

北京大学第一医院丁洁教授（右一）团队与患者家属开展2024年罕见病日活动——Alport综合征科普答疑

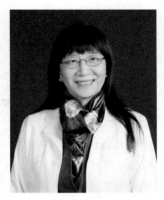

中国宋庆龄基金会副主席，第十一、十二及十三届全国政协委员，北京大学第一医院原副院长、儿科教授、博导。英国曼彻斯特大学客座教授。先后任国际儿科学会常委、国际儿科肾脏病学会理事、亚洲小儿肾脏病学会理事；国务院学位委员会委员、教育部科技委生物与医学学部委员；中华医学会罕见病分会名誉主任委员、中华医学会儿科学分会肾脏学组名誉组长；北京医学会罕见病分会主任委员、中国女医师协会副会长及儿科专业委员会主任委员等职务。

丁洁教授

Alport综合征的命名者Alport是一位英国科学家。他在1927年描述了这种疾病，该疾病从此以其名字命名。Alport收集了家族病例资料，当时虽不了解基因，但已描述该疾病为家族性遗传病。

电子显微镜为诊断提供"金"标准

Alport综合征是一种遗传性肾脏疾病，主要表现为血尿、蛋白尿、进行性肾功能减退及感音性耳聋和眼部病变。该疾病对患者及其家庭产生巨大影响，可能导致患者失去劳动力，需要进行昂贵的人工肾透析或肾移植，生活质量大幅下降。丁洁教授提醒说，Alport综合征不仅影响患者身体健康，还会对其心理健康和社会生活造成巨大压力，甚至威胁生命。

20世纪60年代，电子显微镜的出现改变了医学观察方式。科学家利用电子显微镜发现Alport综合征患者的肾小球基底膜存在明显异常，厚薄不均，有断裂，结构稀疏。这一发现为疾病诊断提供了新标准，除了家族史和临床表现，还包括电子显微镜下肾小球基底膜的观察，一致被医学界认为是该病诊断的"金标准"。

20世纪80年代末至90年代初，人类基因图谱的发现和绘制为Alport综合征研究带来突破。科学家发现，该病是由编码IV型胶原家族蛋白的数个基因发生突变，使其α3链、α4链或α5链异常。这一发现标志着西方对该病的研究已深入基因层面。我国对于Alport综合征的研究起步较晚。直到80年代初，才有关于该疾病的第一例病例报道和超微病理分析。

丁洁教授在美国完成博士学业及经过多年的学习工作后，于1994年选择回国并加入北大医院，在北大医院儿肾科，她师从王宝琳教授，王宝琳教授在中国首创儿童肾脏专业并积累了大量相关病例。随后，丁洁教授一直关注Alport综合征及其基因研究。

重视疾病早期诊断和干预

目前，全球Alport综合征的发病率和患病率尚不清楚，有部分记录估计约为1/5000～1/10000。在我国，由于缺乏流行病学调查，对该疾病了解非常有限。为此，丁洁教授对中国的诊断率表示担忧。她深感自己肩负着重大的使命和责任，期望为这一罕见疾病群体贡献力量。

于是，丁洁教授回国之初回顾了过去15年我国Alport综合征的病例资料，尽管筛选后仅发现2例确诊病例，但她确信该疾病在中国虽然很少，但不会如此罕见。她意识到过去不是每家医院肾脏科都具备肾活检设备和技术，导致患者误诊或未接受肾活检。这突显了加强罕见病研究和提高医疗设施普及率的重要性。

在丁洁教授的积极推动下，北大医院儿肾团队对患者的诊断工作给予了极高的重视。为了尽早为患者明确诊断，该医院开创性地采用了皮肤活检方法，并结合Ⅳ型胶原α链在组织细胞中的分布情况，将研究成果成功转化为临床实践，并进一步开展了Ⅳ型胶原α5链的染色技术，只要染色结果异常，就能够诊断出X连锁男性患者以及间断阳性时的女性患者，这一创新大大提高了疾病的诊断率。

自20世纪90年代末至今，北大医院建立了罕见病患者登记系统，积累了1000多例病例资料。与其他专家团队、患者组织沟通后，发现中国Alport综合征患病人数可能近万，这得益于诊断手段的完善和推广。此外，北大医院也是中国首家研究和报道Alport综合征患者基因突变的医疗机构。

丁洁教授曾遇到一个病例：20世纪90年代，一位父亲带着10岁的女儿就诊，女孩出现血尿、蛋白尿。丁洁教授询问家族病史，虽然父亲称家中其他人肾脏健康，但透露自己年轻时曾患肾病并接受肾移植。她深入追问，发现家中有多人血尿但未知病因。通过皮肤活检和基因检测，确诊女孩患Alport综合征。其表姐也患有此病，成为该院首例接受产前诊断的患者。医生确定胎儿性别和是否携带致病基因，幸运的是，她怀的是男孩，有50%的概率生育健康婴儿。这位女性后来顺利生下健康男婴，孩子1岁时还给丁洁教授寄来照片表示感谢。

由于该病可传递给下一代，丁洁教授说："这一案例突显了先进诊断技术和孕前检查的重要性。它们为家庭健康带来更多希望和选择。"对于罕见病，患者被漏诊和误诊是严重问题，必须重视早期诊断和干预。

ACEI/ARB成为基础用药和试验对照药

Alport综合征最常用的治疗药物为RAAS（肾素-血管紧张素-醛固酮系统）抑制剂，如ACEI（血管紧张素转换酶抑制剂）或ARB（血管紧张素Ⅱ受体拮抗剂），能减少蛋白尿，保护肾功能。丁洁教授强调，降低蛋白尿是首要任务，能有效保护肾功能，延缓尿毒症发生，可能推迟十几年甚至二十几年。疾病的进展与用药时机密切相关，越早治疗，肾衰竭进程越慢。

目前，国内专家主张首选ACEI和ARB类药物作为新药临床试验的对照药。同时，探索老药新用如列酮类药物在成人治疗中的应用，但儿童研究数据不足。尽管多数患者确诊时已非疾病早期，药物治疗效果可能不明显，但专家和患者仍在不断探索和尝试不同的治疗方案。

积极争取参加新药试验，虽"败"犹荣

在国际上，曾有一家药厂研发了一种名为Anti-miRNA-21的小核酸药物，该药通过皮下注射给药。动物实验表明，Anti-miRNA-21能够有效减缓模型鼠的肾功能恶化，减少蛋白尿并保护肾功能。

然而，要将Anti-miRNA-21应用于Alport综合征患者的治疗，丁洁教授表示，需要解答以下3个关键问题：首先，miRNA-21在人类肾组织是否有表达？其次，Alport综合征患者的肾脏中表达与正常肾脏相比，miRNA-21的表达水平是否有所升高？最后，miRNA-21在Alport综合征患者肾脏中的表达分布是怎样的？

这项全球多中心临床研究旨在评估Anti-miRNA-21药物在治疗Alport综合征中的安全性和有效性。尽管该药物在Ⅰ期临床试验中已显示出良好的安全性和耐受性，但最初因经费预算、对中国法规政策和临床研究环境的不了解，以及对中国临床试验审批速度、患者入组速度和试验质量的担忧，中国并未被纳入全球多中心临床研究的范围。

得知这一消息后，丁洁教授积极行动，利用国

际会议的机会与企业及国际主要研究者建立联系。她详细介绍了中国药监机构为改革新药审评审批制度出台的一系列政策措施和中国研究者在新药临床研究领域的新进展。她还强调了中国罕见病患者组织的蓬勃发展及患者对新药的迫切需求。

在丁洁教授的不断呼吁和沟通下，终于在2018年的一个深夜，当她正准备关掉电脑休息时，她收到了一封来自这家国外公司的邮件。负责该项目的全球总监告诉她，中国已被正式纳入到全球研究当中。邮件中还说："You are an amazing lady!"（您是一位了不起的女士！）这封邮件不仅是对丁洁教授个人努力的认可，更是中国在临床研究领域的国际影响力逐渐提升的体现。

在招募环节，中国最大的Alport综合征患者组织——"中国Alport综合征家长协会"发起人蔡先

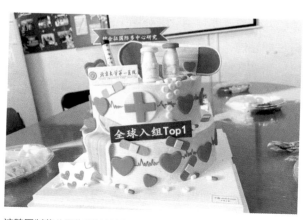

该跨国制药公司为丁洁教授及其团队定制的蛋糕，以鼓励中国团队在全球入组Top1的速度和质量

生为招募患者提供了支持。丁洁教授亲自与患者组织沟通，解释临床试验的意义和安全性，强调其科学性和严谨性；在国家药监局药品审评中心（CDE）答辩环节，研究团队的专业性和从容应对获得高度赞赏，并获得来自CDE的审评建议。

由于入组条件严格，研究团队在周末坚守岗位为患者给药。当研究进行一年多后，中国成功入组大量患者，这家制药公司特别定制蛋糕庆祝。"蛋糕平日里都能吃到，但这个蛋糕是对中国研究者国际贡献的认可，具有特殊纪念意义。"丁洁教授说。

尽管该药早期安全性良好，然而，在试验进行到中期分析阶段，显示其保护肾脏效果未达到预期结果，与安慰剂无显著性差异。因试验设计规定，若未观察到显著性差异，则须在中期分析时停止试验。丁洁教授认为，由于该试验标准和设计严格，聚焦疾病快速进展患者群体，短期内难以观察疗效差异，需要长期随访。因公司无法投入更多经费进行长期随访，公司决定终止试验。

丁洁教授感慨万分，强调新药研发充满挑战和不确定性。若申办方能筹集更多经费，精准筛选患者，或避免选择疾病快速进展患者，结果或许更理想。尽管试验未达预期，虽败犹荣，但患者、研究者和申办方的努力仍值得骄傲，至少证明了药物的安全性。她相信中国医生和患者在推动Alport综合征医学进步方面做出巨大贡献，并愿意为此领域铺路。

基因治疗的未来潜力

丁洁教授对基因治疗在Alport综合征中的潜力持有特别乐观的态度。然而，要实现基因治疗在Alport综合征中的成功应用，除了确保治疗的安全性以外，还需要解决一个关键问题：如何高效且准确地将经过修饰的基因递送到肾脏中受损的足细胞。

肾脏的滤过膜就像一个精细的筛子，它能够筛选并保留血液中的健康成分，同时排除有害物质。当需要递送经过修饰的基因时，这一滤过膜成为技术上的一个挑战。为了确保基因能够穿越滤过膜并到达目标足细胞，需要克服多重技术难关。

春节前，丁洁教授团队与国内一家基因治疗创新公司达成了新的合作。这家公司的基因疗法技术能穿越滤过膜并成功递送到肾脏足细胞内，从而实现对Alport综合征的有效治疗。她相信这一合作将为Alport综合征的基因治疗带来新的突破。

既是荣誉，也深感责任

谈及北大医院的历史，可以追溯到1898年创立的京师大学堂医学馆，这是中国最早的西医教育机构之一。经过一百多年的发展，北大医院已发展成为一所集医疗、教学、科研、预防为一体的大型综合性三级甲等医院。

在罕见病领域，北大医院坚守着对每一位罕见病患者负责的态度，致力于不遗漏任何细节，确保每一位患者能得到准确的诊断与治疗。"这种精神来自医院创立之初，并深深地烙印在每一位医生的心中，激励着我们不断前行。"丁洁教授说。

该医院拥有一批资深的罕见病专家团队，以北京市卫健委建立的罕见病专家库为例，其中来自该医院的专家数量最多。早在2012年，北京医学会便成立了罕见病分会，而北大医院作为全国第二家分会单位，一直以来都在积极推动罕见病的研究与治疗。

作为一家综合性医院，北大医院拥有多学科交叉的优势。值得一提的是，医院在罕见病领域的拓展始终保持与国家政策的高度一致。自2018年国家发布《第一批罕见病目录》后，医院迅速响应，于2019年成立了罕见病中心，并定期开展围绕罕见病的多学科会诊（MDT会诊）。

在国家卫生健康委公布的324家罕见病诊疗协作网医院中，北京共有15家医院参与，而北大医院作为牵头医院，正如丁洁教授所言："这既赋予了我们荣誉，我们也深感责任。"北大医院将继续致力于罕见病的研究与治疗，为更多患者带来康复的希望。值得一提的是，北大医院儿科还是北京市遗传病分子诊断重点实验室的所在地。

在全国医院临床研究体系建设大潮中，各大医院均取得了显著进展，其中北大医院致力于建立研究型医院，已经走在了全国的前列。谈及药物临床试验，丁洁教授自然而然地提及了该院在国内享有盛誉的Ⅰ期临床试验专家崔一民教授。崔一民教授在20世纪90年代便倡导中国积极参与早期国际多中心试验，为我国药物研发与国际接轨做出了重要贡献。作为时任北大医院临床药学部/药剂科的主任，崔一民教授创立了规范的GCP药房，这一药房在临床试验药物的管理和发放方面发挥了重要作用，确保了临床试验的顺利进行。

回想起自己从美国学成归来，选择投身于Alport综合征的临床医学与研究工作，并将研究范围拓展至其他遗传性肾脏病以及罕见病，丁洁教授表示，罕见病研究不仅为她打开了一扇全新的大门，让她得以更深入地探索医学的奥秘，同时也让她认识到罕见病患者所面临的诊断难、治疗难、缺医少药等诸多困境。

随后，她担任了第十一届、第十二届、第十三届全国政协委员，她开始积极提出与改善罕见病患者医疗相关的提案。这些提案涵盖了诊疗、康复、用药保障等多个方面，以及药物研发的重要性。在丁洁教授等业内有志之士的持续呼吁和倡议下，中国罕见病领域的整体环境得到了显著改善。

如今，丁洁教授依然坚守在Alport综合征研究的岗位上。她说："我深知自己的使命与责任，并将继续努力，为罕见病领域的研究和发展贡献自己的力量，为罕见病患者带来更多的希望和关爱。"

（感谢病痛挑战基金会创始人王奕鸥理事长对本文的帮助）

杜启峻教授：
从香港到内地，识骨寻因，助"罕"为乐

　　不久前，香港大学深圳医院（以下简称"港大深圳医院"）的罕见病诊疗体系建设迎来了新的里程碑——成功引进"中国医学科学院北京协和医院张抒扬教授罕见病多学科诊疗团队"。同时，港大深圳医院正在规划并建设罕见病医学中心，旨在为全国罕见病患者提供精准、高效、全周期的诊疗服务。

　　日前，我有幸来到风景秀丽的港大深圳医院，拜访了小儿骨科团队的领军人物杜启峻教授，一位受祖国召唤回到内地为患者服务的香港医生。操着广东人十分亲切的"港普"，一身得体的学者装扮，杜启峻

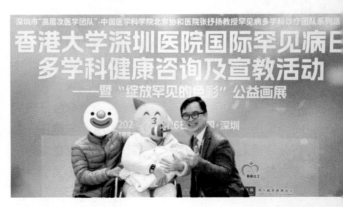

柚柚一家人与杜教授（右一）在2月26日港大深圳医院"2024国际罕见病日公益慈善活动"上。（图片由香港大学深圳医院骨科中心提供，摄影陈春风）

教授讲话谦和儒雅，将自己与罕见病诊疗事业的渊源娓娓道来。每每提及治疗过的患者朋友们，他的眼神都充盈着光芒，透着医者的智慧与温情。

在深圳，一个名为柚柚的特别小生命，在杜启峻教授带领的成骨不全多学科团队的精心照看下，成功降生于这个世界。柚柚不仅是深圳首例成骨不全家庭的试管婴儿，更是医学奇迹的象征。杜启峻教授带领的成骨不全多学科团队在得知柚柚父母的情况后，决定挑战这一医学难题。经过多次尝试，该团队终于帮助柚柚的父母通过试管婴儿技术，怀上了柚柚。在整个孕期，杜启峻教授及成骨不全多学科团队严密监测柚柚的发育情况，一直为柚柚整个家庭的健康保驾护航。

撰文 | 毛冬蕾

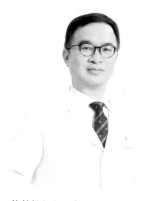

杜启峻教授
香港大学深圳医院骨科医学中心主任、小儿骨科主任、罕见病医学中心（筹）副主任
香港大学矫形及创伤外科学系临床副教授，博士生导师
广东省罕见病专业质量控制中心副主任
广东省医学会罕见病学会分会第二届专委会常务委员

杜教授长期从事小儿骨科临床医疗、教学及科研工作，专长儿童、青少年各类肢体力线矫正；骨骼发育不良疾病畸形矫正；各类脊柱侧凸手术治疗；先天或后天肢体畸形；大脑性瘫痪；儿麻后遗症及骨肿瘤治疗等方面。2022年带领团队获"感动香江团体奖"；2023年获"金蜗牛奖——罕见病医学贡献奖"；2022年获得国际成骨不全大会2025年举办权，为亚洲首次。

杜启峻教授介绍，港大深圳医院在过去十年间，针对罕见病进行了系统性的初步探索，尤其在骨科领域，作为卓越中心之一，获得了长足发展。由他领衔的港大深圳医院小儿骨科团队，汇聚了临床医护人员、专职科研人员以及社工人员，形成了一支多学科协作的综合服务团队。

这支团队首创骨骼发育不良疾病多学科治疗中心，不仅建立了专门的罕见骨病诊疗平台，成功救治了许多罕见骨病患者，还构建了基因库。同时，团队与香港大学临床试验中心建立了紧密的合作，积累了丰富的临床研究经验，持续关注并跟进国际最新的治疗技术和临床研究进展。"这确实是收获满满的十年。"回首走过的路，杜启峻十分欣慰。

儿童罕见骨骼疾病亟待开发新药

杜启峻教授深有感触地介绍了儿童罕见骨骼疾病和神经肌肉性疾病的治疗药物。以成骨不全症为例，他在大学时期就开始接触，直至现在，全球常用的碳酸钙片、阿仑膦酸钠片、维生素D、帕米膦酸、唑来膦酸等药物都是缓解症状而无法根治疾病。

"科学界对于该疾病的基因突变了解仍然不够深入，目前针对相应靶点的药物十分缺失，需要新药研发和医学界继续探索。"他说。

港大深圳医院正在推进一项临床研究。这是一项随机、双盲、安慰剂对照、多中心、Ⅲ期的临床研究。这项研究的受试者患有HPP低磷酸酯酶症。HPP低磷酸酯酶症是一种由先天性骨和矿物质代谢缺陷引起的罕见骨软化疾病。"这一领域长期缺乏药物，我们希望能尽快推进该药的临床研究和上市。"杜启峻教授说。

除了上述临床研究项目外，该院还在积极探索其他创新性药物和治疗方法，如基因疗法和细胞疗法等的国际性研究。他特别说到，基因疗法和细胞疗法是近年来医学领域的热门研究方向。通过修改人体细胞的基因来纠正遗传缺陷，从而达到治疗疾病的目的。而细胞疗法则利用特定的细胞类型，如干细胞，来修复或替代受损的细胞和组织。这些方法在成骨不全症等遗传性疾病的治疗中具有巨大的潜力。

不过，面对这些新疗法，由于尚处于早期探索阶段，对基因疗法安全性的把控至关重要。杜启峻教授强调，"某些细胞疗法可能具有潜在的肿瘤发生风险，同时，细胞在输入人体后的迁移路径以及可能发生的性状改变仍属未知。"

作为研究者，杜启峻教授与伦理委员会的成员，会极其审慎地对试验方案进行细致、全面评估，严格审查申办方的资质，确保所引入的项目具备高质量的标准和合规性。他呼吁，研究人员应始终坚守伦理底线，确保患者的权益和安全不受损害。

同时，杜启峻教授也理解罕见病患者和家属对于新疗法的期待和焦虑。他提醒患者和家属，在治疗过程中，应保持理性和耐心，不要盲目追求疗效而忽视安全性，同时也不要对新疗法期待过高。要与医务人员保持密切沟通，共同制定合适的治疗方案。

新药研发，先知病因是关键

中国罕见病药物研发发生了巨大的变化。据《自然》杂志《药物发现》一篇文献（*Trends in rare disease drug development. Nat Rev Drug Discov.2023 Nov 6.*）介绍，过去5年，中国正在研制的罕见病药物数量年均增长率为34%，全球的增长率为24%。

展望新药开发的未来，杜启峻教授认为，在成骨不全症、先天性脊柱侧弯、矮小症、SMA等罕见病的新治疗手段上，外科手术和医疗器械仍将发挥关键作用。他也坚信随着科研的深入发展，新药研发领域将展现出巨大的潜力，特别是多靶点药物的开发。

他强调，要推动罕见病新药研发的成功，首先可以参考我国已公布的两批罕见病目录中的罕见肿瘤病种，如神经纤维瘤等，这些病症给患者带来了巨大的身心负担。

过去，这些罕见肿瘤的新药研发几乎处于空白状态。杜启峻教授指出，罕见病药物研发可以将罕见肿瘤作为重要领域，充分利用国家药监局药品审评中心为肿瘤药物提供的鼓励政策，以较小的患者群体，开展研究者发起的临床研究，获得药监部门的认可后再开展后续研究。这一模式有望为罕见病药物研发提供更多动力，也有助于为患者提供更多治疗选择。

据上述《自然》杂志文章统计，对所有罕见病药物的分析显示，肿瘤是全球和中国最活跃的治疗领域，占全球43%，占中国的71%。中国前6大适应症与全球适应症相似但不完全相同。非霍奇金淋巴瘤、胰腺癌、骨髓瘤、急性髓细胞性白血病和卵巢癌位居前6位，而全球前6位中的胃癌在中国不被视为罕见肿瘤，这与这些疾病发病率的差异一致。

第二，杜启峻认为，无论对任何罕见病种，科研人员对疾病的发病机制都要有深入的了解。以成骨不全症为例，该疾病由多达22种不同的基因突变引起，每种突变涉及的生物通路和细胞类型都各不相同，因此，未来需要更精准地开发药物和治疗策略。

值得一提的是，中国人群中的成骨不全症与WNT1基因密切相关，这种基因突变会对人体的骨骼、神经和肌肉细胞产生广泛影响。已有研究团队针对这一特定基因突变开展新的治疗研究。他期望港大深圳医院也能积极参与这一全球性研究，让罕见病患者有更多治疗选择。

另一种罕见的骨骼疾病是软骨发育不全，其主要原因是FGFR3位点的基因突变，这种突变导致患者的骨骼无法正常发育。国外的研究团队已针对这一特定的基因突变开展了CMP（chondroitin sulfate modified protein）研究。这项研究的目的是重新启动骨骼的生长过程，为软骨发育不全的患者提供新的治疗希望。

通过成骨不全症和软骨发育不全的药物研发路径，他再次强调，新药研发的关键在于深入了解疾病的致病原因，据此有针对性地精准开发药物。此外，一些老药新用、改良型新药或适应症拓展的药物也值得积极开发，因为拓展老药的临床应用领域可以大大缩短开发的时间和成本。

构建罕见病医学中心的愿景

在谈及未来罕见病医学中心的建设构想时，杜启峻强调，经过数十年的深入研究，罕见病医学在基因检测、诊断技术、干细胞治疗、基因治疗和生物学领域已取得显著进展。此外，得益于国家政策的扶持、产业界的贡献及民间患者组织的积极倡导，罕见病逐渐走向了公众视野。特别是在大湾区鼓励创新的新政的推动下，当前，在港大深圳医院建立罕见病医学中心的时机已经成熟，可谓是天时、地利、人和。

该中心将致力于罕见病的预防、筛查、多学科诊疗、临床研究以及患者和患者家庭的关怀与科普教育。杜启峻深有感触地指出，罕见病患者的精准筛查和及时治疗至关重要。他提到，有时会遇到一些已辗转多家医院却仍未得到妥善治疗的病人，这令他深感困惑："为何这些急需得到关注的病人，会遭遇漏诊或误诊的困境？"

为此，港大深圳医院罕见病医学中心将汇聚来自一线的临床、科研及社会工作等专家，形成多学科综合服务团队，以确保为罕见病患者提供专业的筛查、诊疗服务。此外，还将与北京协和医院张抒扬院长团队等紧密合作，共同打造跨院际的多学科诊疗服务。

杜启峻教授表示，MDT诊疗服务将是港大深圳医院未来要重点投入和发展的领域。他以成骨不全症为例指出，这一罕见病不仅影响患者的骨骼发育，还会对听力、视力和牙齿等全身器官产生严重影响。通过MDT，港大深圳医院的多个学科团队，包括骨科、牙科、生殖遗传科和妇产科等紧密协作，能够为患者提供全面的健康评估和治疗方案。现在，已有成骨不全症患者平安孕育健康宝宝，拥有了更为健康圆满的生活。

在药物治疗方面，该中心将引进国际先进疗法，尤其是细胞治疗等技术，开展多中心临床研究，探索境外新药在中国人群的有效性和安全性。除了正在研发中的药物，港大深圳医院于2023年5月成立低磷性佝偻病多学科团队，制定多学科诊疗流程，为深圳首家引入低磷佝偻病特效药布罗索尤单抗的医院，目前已将该药纳入医院常备药物，已为5位患者提供药物治疗和多学科照护。

童年的梦想，医者的使命

谈及自己的从医经历时，杜启峻深情地回顾了童年的时光。他从小与外公外婆一同生活，三代同堂的温馨氛围，让他擅长与老年人沟通，并特别关注老年人的需求。正是目睹了外公外婆因年老而遭受的各种病痛，他深刻体会到了医生和有效药物对患者的重要性。这在他心中悄然埋下成为一名医生的梦想种子，激发了他对医学的热爱和追求。

关于为何选择成为一名骨科医生，他谈到了中学时期一位亲密无间的朋友的经历。他们两人情同手足。然而，他的朋友自幼便患有一种罕见的疾病——强直性脊柱炎。由于这个疾病，他的朋友经常遭受腰痛、僵硬和疲劳的困扰，甚至无法与他一同在篮球场上挥洒汗水。这段经历对他产生了深远影响，他立志成为一名骨科医生，致力于帮助那些像他朋友一样的患者。

在海外完成医学学业后，杜启峻加入了香港大学，并在玛丽医院开始了他的实习生涯。在科室轮转期间，他有幸被分配到骨科实习。这段经历给他留下了深刻的印象。当值夜班时，他经常会遇到因摔伤而导致骨折的年长患者，他们坐着轮椅进入急诊室，而在他和同事们的精心治疗下，很多患者第二天便能扶着拐杖出院。看到医生能让患者重新站立，杜启峻教授心中涌现出满足感和自豪感，这也更坚定了他成为一名骨科医生的信念。

当时，罕见病对于他来说仍然是一个陌生而遥远的概念。正值港大深圳医院成立，深圳市政府向香港大学医疗团队发来橄榄枝，年轻的杜启峻心潮澎湃，积极响应号召，赴内地参与了港大深圳医院的建设，将他在海外和香港积累的临床经验回报于患者。

让他始料未及的是，之后接触的患者不仅数量庞大，所患疾病也往往较为复杂，其中就包括不少罕见病患儿，特别是成骨不全症患者。

讲到这里，他特别提到了与罕见骨病公益机构"瓷娃娃罕见病关爱中心"（以下简称"瓷娃娃中心"）和北京病痛挑战公益基金会的缘分。瓷娃娃中心由王奕鸥等人在2008年5月发起，致力于医疗援助、康复支持、社群赋能、公益倡导等工作，强调"患者是解决自身问题最有动力和潜力的角色"，并面向患者推广科学康复知识。

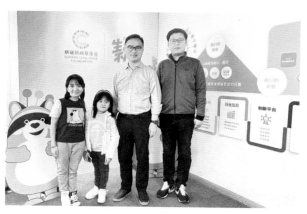

2023年4月于病痛挑战基金会、瓷娃娃罕见病关爱中心北京办公室（左起：王奕鸥、周欢颜、杜启峻、孙荣甲）

瓷娃娃中心与杜启峻教授团队在服务患者的诸多理念上不谋而合，双方联合开展了多次公益活动，他也从一位诊治疾病的医生，逐渐成为许许多多罕见骨病患者的"知心朋友"，在公益活动中，拥有了许多和病友一起的欢乐记忆。他尝试为这一群体做更多科研工作，积累的病例越来越多，在罕见骨病领域的钻研也日益深入，已经取得了一定成果，发表在国际骨病期刊中。

2016年2月29日，王奕鸥发起成立北京病痛挑战公益基金会。该基金会致力于通过社群服务、行业支持、社会倡导，共同解决罕见病群体面临的迫切问题，为面临病痛挑战的人士建立平等、受尊重的社会环境。

随着北京病痛挑战公益基金会的不断发展和壮大，他们与杜启峻团队的合作也日趋紧密。

迄今为止，杜启峻教授在深圳已经工作了12年，他亲眼见证了国内临床试验的显著进步。而香港大学临床试验中心积累了丰富的国际经验，并对试验质量和流程的精细化提出了极高的要求。他期望将高标准、严要求的体系引入到港大深圳医院，进一步提升该医院的临床试验水平。港大深圳医院已建立了与香港大学临床试验中心同等规格的 I 期临床研究中心，并正在开展多项创新药的早期试验。

此外，杜启峻教授认为，港大深圳医院在成骨不全症等罕见病领域已经积累了上千名患者，这使得该医院备受关注，并经常被国外药厂邀请参与国

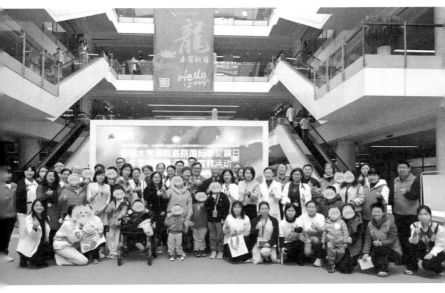

港大深圳医院"2024国际罕见病日公益慈善活动"医患代表合影
（图片由香港大学深圳医院骨科中心提供，摄影 陈春风）

际多中心临床试验。他衷心希望港大深圳医院能够充分发挥自身优势，积极参与并牵头更多具有影响力的国际多中心试验。

　　如今，杜启峻教授深深体会到，在深圳的所学所感、临床实践经验，完全有价值与他的香港同事分享，实现了深港学术融合、互相支持。最后，我请他谈谈心里话，他微笑着用粤语讲道："助人为乐，是小时候家人教给我的朴实无华的道理，大道至简，我将用毕生精力践行医者的责任与梦想，帮助罕见而需要被救治的生命。"

刘丽教授：
愿为罕见病受试者带来希望和温暖

刘丽教授表示，我国在罕见病的基因突变研究方面仍有很大提高空间。以庞贝病为例，该疾病尚未进行大规模样本的基因治疗临床试验，对其发病机理的认识仍相对有限。因此，需要更深入地了解基因突变的具体影响和作用机制，通过大规模的样本数据和临床实践来支持，以确保治疗的效果与安全性。

撰文｜毛冬蕾

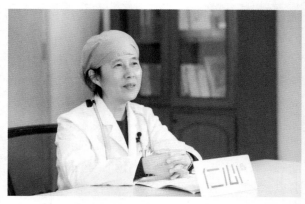

刘丽教授

广州市妇女儿童医疗中心遗传内分泌代谢科主任医师，博士生导师，国家卫生健康委罕见病诊疗与保障专家委员会成员，国家卫生健康委罕见病质控中心专家委员会成员，中华医学会罕见病分会副主任委员，广东省罕见病诊疗协作网专家组组长，广东省医学会罕见病学分会前主任委员

多年来，每当参加各大罕见病会议时，我总能聆听到广州市妇女儿童医疗中心（简称广州妇儿中心）遗传与内分泌科主任、国家卫生健康委罕见病诊疗与保障专家委员会成员刘丽教授的报告。她瘦小的身躯散发出无穷的能量，为促进罕见病患者就诊、用药、保障及药物研发、药品市场准入等议题大声疾呼，竭尽全力帮助那些弱势的罕见病群体，同时推动公众对罕见病的认知。

但在最开始的时候，刘丽教授自己也没想到会走上这条与罕见病"死磕"的道路。大学学习期间，她的专业是儿科，后来出于个人兴趣才决定往遗传内分泌方向发展。在遗传内分泌代谢领域，罕见病占据了重要的位置，其中80%的罕见病是由遗传基因缺陷引起的，70%在儿童期发病，大多数罕见病都是慢性、伴随终身的，常常累及全身多个器官系统，严重程度可致死或致残。

作为一名临床医生，刘丽无法回避这个难题，她告诉自己："作为医生，我的职责是医治疾病、拯救生命。"

集结专家推动罕见病事业

提及罕见病患者的诊疗现状，刘丽直言："缺医少药，这个群体太难了！"

罕见病患者首先面临"确诊难"。由于疾病极为罕见，不仅患者本人对其了解有限，甚至许多医生也对罕见病缺乏认识。"早期，医生由于没有接触过太多这类病例，往往不会想到某种罕见病的可能性，而会将罕见病患者当作常见病进行诊治。"她说。

数据显示，全球平均每个罕见病患者看过8个医生，经历过2～3次误诊后才能确诊，部分罕见病平均诊断时间为5～7年。她表示："所以关键是要提高首诊医生对罕见病的认识，让更多罕见病患者通过筛查被诊断出来。"

由于罕见病的遗传原因较多，并且多数在儿童时期发病，这使得各大医院的儿科和妇幼专科机构成为首要的就诊场所。在这一背景下，刘丽带领的儿科遗传与内分泌科团队凭借其丰富的罕见病诊断经验和专业能力脱颖而出。

她犹记得自己刚刚来到广州妇儿中心的情形。那时候，针对遗传代谢性疾病和内分泌疾病临床检测的手段极其匮乏，在没有任何仪器设备的情况下，刘丽教授和自己的伙伴们从零开始搭建实验室，逐渐摸索检测方法。

如今，在刘丽教授和团队的共同努力下，实验室已有测序仪、液相色谱仪、气相色谱质谱仪等多种仪器设备，能够开展数百种遗传与内分泌疾病筛查诊断。2000年至今，刘丽教授所在医院近5年注册登记的罕见病1.6万多例，病例数居全省前列。

为了进一步加强罕见病领域的专业发展和合作，2013年，经过大家的推荐，刘丽教授创立了广东省医学会罕见病学分会。她成功地召集了广东地区从事遗传性疾病和少见病诊治的医疗专家，积极开展罕见病的学术交流及科普活动，提高了广东医务人员和公众对罕见病的认知水平。

即使罕见也不孤单

即使诊断正确，罕见病患者仍然面临着治疗手段匮乏的困境。刘丽教授指出，"罕见病发病率低，用药人群少，而药物研发周期长、费用昂贵。如果没有合理的利润回报，药厂的研发投入无以为继；但如果药价过高，超出国家医保负担的同时，患者无力承担，好药依然不能为患者所用。"

所幸的是，近年来国家医保政策的医保谈判，对罕见病用药尤其重视，多款高质罕见病用药被纳入医保。同时，各地纷纷成立了罕见病相关学会，加强医学交流，探讨防治手段，提升基层诊疗能力，罕见病群体不再像被遗忘的星星——即使罕见也不孤单。

在制度层面，长期有人大代表、政协委员呼吁相关政策的出台，刘丽教授也在为罕见病患者的权益不断发声。2018年、2023年，我国先后颁布了两批《罕见病目录》，共纳入207种罕见病。国家药监局药品审评中心持续推进罕见病药物的快速审批。根据药智网的数据，国内已有70余种罕见病用药获批上市，40余种罕见病用药被纳入国家医保药品目录，涉及25种疾病。在所有药品中，罕见病药品是所有申请上市的药品中审评审批时限最短的。

2019年，国家卫生健康委组建了罕见病诊疗协作网。刘丽教授所在的广州妇儿中心，正是协作网在广东省的牵头医院。据悉，目前全国已经登记在册的病例有50多万。近年来的医保谈判也逐渐支持罕见病药物，众多罕见病厂家也在积极跟政府沟通，越来越多的罕见病药物进入医保，给罕见病患者带去更多的生存机会。

基因疗法对庞贝病的意义

在具体的细分领域，刘丽教授在庞贝病、儿童生长发育落后、代谢异常性佝偻病等领域与儿童疾病相关的领域深耕多年。

庞贝病作为一种罕见的溶酶体贮积病，成因为第17对染色体出现病变，导致体内缺乏酸性-α-葡萄糖苷酶（acid alpha-glucosidase，GAA），而无法分解糖原，会导致肌肉无力，心脏扩大，神经系统与心脑血管也会受累，引起扩张性血管病、颅内动脉瘤等。刚出生的婴儿若得此病症，最主要的表现症状就是严重的肌肉无力、呼吸困难等。如果不进行药物治疗，孩子只能一直用呼吸机维持呼吸，多数在婴儿期发病的孩子最后都因为抢救无效而离世，他们通常活不过1～2岁。

2006年，酶替代疗法（enzyme replacement therapy，ERT）面世，并一跃成为治疗庞贝病的标准治疗方案，治疗使用重组人类α-葡糖苷酶（rhGAA）能减小心脏体积，维持心脏正常泵血功能，增强肌肉功能和力量，并减少糖原的蓄积。

目前，全球庞贝病在临床上已有几款该类型治疗药物，如阿糖苷酶α和艾夫糖苷酶α、Cipaglucosidase α联合麦格司他治疗成人迟发性庞贝病（LOPD），并陆续通过国家药监局的快速审批通道，有的甚至免除了中国人群的临床试验进入中国。为此，在这一领域工作了将近30年的刘丽教授感到十分欣慰，她认为这些药物确实解决了患者的临床需求。

其他治疗进展方面，Chien等的研究显示沙丁胺醇可以增强ERT治疗的效果。Basile等的研究证明，治疗难治性庞贝病时，甘露醇-6-磷酸类似物（mannose-6-phosphate）联合酸性α-葡糖苷酶治疗效果更好。而根据Bond等的研究，利用相对低剂量的8型腺病毒载体进行肝脏靶向基因传递治疗，肝脏诱导免疫豁免的特性有益于增加对酸性α-葡糖苷酶的免疫豁免。

刘丽教授评价道：基因靶向治疗是时下热点，对人类早日攻克庞贝病有着重大的意义和十分广阔的应用前景。在传统的酶替代疗法中，患者需要长期接受治疗，而且需要频繁注射酶制剂，这给患者带来了不便和痛苦。

基因靶向治疗通过基因工程技术，将正常的基因导入患者体内，使其能够自行产生所需的酶。这种治疗方法不仅避免了频繁注射的困扰，还能显著缩短治疗周期，提高治疗效果，成为当前研究的热点。特别是对庞贝病这类罕见遗传疾病有重要意义，通过对疾病相关基因的修复或调控，基因靶向治疗有望实现对庞贝病的根治或显著改善，为患者带来福音。

我国在庞贝病基因突变的研究方面仍有很大的提高空间。刘丽教授表示，由于庞贝病的基因突变机制复杂，目前尚未进行大规模样本的基因治疗临床试验，对其发病机理的认识仍相对有限，因此在开展基因治疗之前，需要更深入地了解庞贝病基因突变的具体影响和作用机制。这需要通过大规模的样本数据和临床实践来支持，以确保治疗的效果和安全性。

"毫无疑问，基因治疗的前景十分广阔，但是与此同时，我们也应该加倍关注基因治疗的安全性问题。"刘丽教授说。

XLH新药豁免临床进中国

另一个让刘丽教授牵挂的群体是低磷性佝偻病患儿。低磷性佝偻病（XLH）是一组由于遗传性或获得性病因导致肾脏排磷增多，引起以低磷血症为特征的罕见病，患病率仅为1/60000～1/20000。它会导致患者出现身材矮小、鸡胸、肋骨外翻"X"型或"O"型腿等佝偻病表现，具有较高的致残、致畸率，严重影响患者的生活质量和工作能力。

2021年，日本一家老牌药厂研制的布罗索尤单抗获得国家药品监督管理局优先审评审批，附条件批准上市用于治疗XLH。药审中心依据该药在日本患儿的人群数据，豁免了该药在中国的注册试验，附条件批准布罗索尤单抗上市，给中国患儿带来了福音。

不过，该药并没有进入国家医保目录。因此，大部分患者依然无法使用该药。为此，刘丽教授呼吁，医保部门和企业能适当妥协，精诚协作，给更多罕见病患者和家庭带来希望。

回想过去的种种经历，刘丽教授心情复杂，感慨万分。她深知罕见病患者长期以来备受忽视，缺乏社会的理解和支持，但这重重困难并没有阻碍刘丽教授和她的团队治病救人的心，她们始终坚持在一线，为罕见病人带去生的希望。

她的决心与奉献，为罕见病患者持续带来希望和温暖。刘丽教授说道："未来，我将继续努力，争取帮助更多罕见病患者走向健康，倡导各界更加关注罕见病群体，协助解决更多罕见病难题。"

卢水华教授：
结核专家心系罕见病研究

卢水华教授希望全社会都能共同参与罕见病科普宣传，以预防和控制疾病。他相信，全社会的努力将为罕见病患者创造更友好的环境，提升他们的生活质量。

撰文｜毛冬蕾

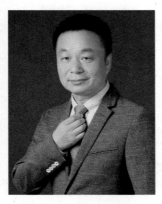

卢水华教授
国家感染性疾病临床医学研究中心副主任
深圳市第三人民医院肺病医学部主任

中华医学会结核病分会候任主委，世界卫生组织全球儿童和青少年结核病工作组成员，中国防痨协会学校与儿童结核病分会主委，上海市医学会结核病学分会荣誉主委，广东省医学会结核病学分会主委，第二届国家名医获得者，上海市十佳医师，国家十三五传染病重大专项负责人，国家自然基金重大课题负责人，国家卫生健康委流感医疗救治专家组成员，国家自然科学基金评审专家，国家药监局新药评审专家，国家药监局医疗器械评审专家，中华医学会医疗鉴定专家，多杂志副主编、编委及审稿专家

结核病（Tuberculosis，TB）是第二大致死性传染病，位列全球死因第13位。世界卫生组织《2022年全球结核病报告》显示，2021年全世界新发结核病患者1060万例，包括600万例成年男性、340万例成年女性和120万例儿童。

其中，30个结核病高负担国家占全球所有估算发病病例的87%，我国估算结核病发病数排第3位，仅次于印度尼西亚（96.9万）和印度（295万）。目前来看，想要实现彻底清除结核疫情这个目标仍任重道远。

有这样一位学者，他早年就立志扎根结核领域，一双回春妙手得到病人口口相传，但他并未就此满足，而是深入研究，为更多患者谋求治愈的良方，如今，他还心系罕见结核病治疗。他就是深圳市第三人民医院肺病医学部主任、国家感染性疾病临床医学研究中心副主任、中华医学会结核病学分会候任主任委员卢水华教授。

我们的采访定在夏末的一个早晨，尽管卢水华教授刚刚从外地出差回来，但经年累月的锻炼让他看起来依然精神抖擞，充满活力。清晨的阳光透过明净的窗户洒在他的脸上，给他再添几分和善温暖，他啜饮一口保温杯里的茶，开始缓缓给我讲述他与结核抗争的故事。

怀仁心成就大爱医者

说起与结核病的渊源，卢水华教授坦言："这跟家庭有关。"20世纪五六十年代，他的外婆和父亲都患上了结核病。由于患有骨结核的外婆在治疗过程中瘫痪，卢水华很小的时候就不辞辛劳料理外婆起居，持续了20多年，他还记得小时候背着外婆去邻村看露天电影时外婆的满脸笑容。外婆和孙子都知道，结核病虽然可怕，生活还得继续。

正因为明白结核患者及家属所经历的痛苦，在选择专业时，卢水华教授毅然决然选择了结核领域，他坦言："我当时满脑子都是想让更多人免受结核病的折磨。"

卢水华教授在医学方面的勤奋好学和刻苦钻研使得他在工作中如鱼得水。他告诉我，曾经有一位病友来到他的诊室，向他表示感谢，但无论病友如何启发，他就是想不起来面前可爱的美丽姑娘姓甚名谁，直到病友拿出了15年前拍的胸片，他只是放在灯箱上粗略一看，记忆就一下子完全恢复了，是15年前的一位结核病患儿。

"我真的不能完全记住别人的名字相貌和言语行为，但可以轻松记住病人的具体病情，和别人眼里抽象到极致的微小细节，哪怕时间过去了很久！我真的愿意磨砺这些潜伏在自己潜意识中的能力，让它脱颖而出并且越来越敏锐，更好地为患者服务！"他说。

随着越来越多的患者被他成功治愈，他的"回春妙手"也逐渐为更多人所熟知，但这却反而让他意识到，光这样做是不够的。

"虽然我已经成为技术上的好医生，但是我能

国家感染性疾病临床医学研究中心2023年年会暨第十四届结核病东方论坛，卢水华介绍未来结核学科的发展方向

够亲自诊治的病人数量依然有限。只有进行科学研究，把好的治疗方法和策略传授给下级医院，带动大家都行动起来，才能帮到更多的病人。"他说。

丰硕成果助力结核诊疗

根据世界卫生组织《2022年全球结核病报告》，中国2021年结核发病率约为55/10万，结核病病死率约为2.1/10万，2023年全国的结核病发病率目标为每10万人口发病率降至5.15人。结核病与

结核潜伏感染人群庞大，给我国结核疫情防控工作带来了巨大挑战。在这种情况下，鼓励结核病主动发现、加强结核密接者筛查，结核潜伏感染早期诊断与干预治疗，成为我国结核疫情防控的三大利器。卢水华教授和他的团队紧抓抗击结核的"三板斧"，取得了丰硕成果。

不久前，世界卫生组织发布了《结核病综合指南模块3：诊断-结核病检测的快速诊断》，其中，特别推荐了使用卢水华教授团队主导临床研究的结核杆菌特异性抗原（ESAT-6和CFP-10）检测结核感染的皮肤试验（简称"EC"），用于诊断结核感染。这是国内唯一入选推荐用于结核感染筛查的结核特异性抗原检测药品，在国际结核病防控领域中充分传递了中国声音，展现了中国智慧。

EC的创新性研发是基于对TST、IGRA和抗原抗体检测的深入研究得到的结果，除了团队7年间的不懈努力外，更离不开"十三五"国家科技重大专项的大力支持。

与TST和IGRA相比，EC不仅弥补了TST不能鉴别卡介苗接种与结核杆菌感染的缺陷，做到了高特异性，且与IGRA相比具有操作简单、更加便捷、节省成本的优势，对我国结核诊疗具有重大意义。

除此之外，他一贯呼吁并身体力行地坚持临床基础相结合的科研之路。他和他的科研搭档、复旦大学范小勇教授共同率领团队利用仙台病毒、黑猩猩病毒构建重组载体结核新疫苗，为我国结

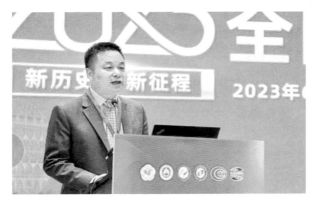

2023年全国结核病学术大会召开，卢水华教授主持开幕式

核疫苗开发做出指引。他提出，高危潜伏结核感染（LTBI）人群防控不应该进行一刀切式的化学预防，应因人施策精准干预，还设计合成了小分子化合物并成功转化。在他和团队的不懈努力下，结核诊疗逐步实现了床旁化和基层化，防控策略的改变、活动性结核病方案的优化更新也使患者得到了更加及时、有效的治疗。

除了上述进展，近期，卢水华教授主持临床研究的结核病AI诊断产品入选世界卫生组织推荐目录。他说，肺结核患者发现率不足是结核病防控的关键问题。为了实现"2035年终结结核病的目标"，需要利用新技术提高发现率。然而，胸部X射线虽然重要，但基层医疗机构放射科医生不足，影响了诊断速度和精度。

人工智能在医学图像处理方面取得显著进步，

已能辅助诊断肺结核。卢水华团队通过AI深度学习对胸部X线片进行智能处理，实现病变分割和量化评分，辅助诊断肺结核。该项目招募志愿者进行胸片检查，并与医生报告对比，结果显示高灵敏度和特异性，符合世卫组织标准。

目前，国家药监局已批准相关产品用于结核病早期筛查与辅助诊断，并被世界卫生组织推荐。该产品已在国内多个省份应用，快速排除健康人群，提高医生诊疗效率，弥补基层医疗资源不足。这是国家药监局首张结核病AI诊断三类证和X线片AI诊断三类证，课题组正开展上市后应用，为终结结核病贡献力量。他表示："推动医学进步不但要实现技术创新，更要在转化推广新技术、新项目上下功夫。科研创新最终目标是回归临床，为人民服务。"

努力攻克罕见卡介苗病

目前，接种卡介苗是预防结核的有效方法，然而，部分免疫缺陷人群接种后可能引发罕见的播散性卡介苗病，甚至致命。尽管这种情况较为罕见，但病死率极高。卢水华教授强调，这并非疫苗常见不良反应，而是与先天性或后天性免疫缺陷有关。他提醒医生需全面认识事实本质，避免误诊。否则，将影响卡介苗接种率和结核病控制工作。先天性免疫缺陷病的诊断较为困难，因此，需要加强罕见病和基因相关疾病的检测。

在医学界，由于罕见病较为少见，部分医生可能不太熟悉或关注这些疾病及其感染特点。"医生对罕见的卡介苗病的认识不足，没有及时救治。因此，提高医生的认识和知识水平至关重要。"而卢水华教授因涉足结核病和罕见病两个领域，因此对这些疾病有较为深入的了解。

经过一系列深入的临床研究和药物治疗实践，播散性卡介苗病的病死率已得到显著降低。他建议，当患儿出现两个或更多部位的病变时，应高度怀疑为罕见的播散性卡介苗病。此时，家长需要迅速将患儿送至当地具备良好救治条件的结核病专科医院接受治疗。早期、及时的诊断和抗结核、抗感染治疗对改善患儿预后具有至关重要的作用。

卢水华教授建议，疑似播散性卡介苗病的患儿应优先进行免疫缺陷筛查，并积极治疗原发性免疫缺陷，可能涉及干细胞移植、干扰素治疗等，需多学科合作。他强调早期高精度检测对疾病筛查和预防的重要性，并指出罕见病诊断是当前挑战。他建议加强疾病早期筛查和预防研究，深入探索发病机制，为新药研发提供坚实基础。同时，重视诊断设备研发和临床试验，推动"药械一体化"发展。针对罕见病基因变异的复杂性，应广泛研究各类靶点，并借助国家药监局的技术指南和评价方法支持新药研发。

卢水华教授于2024年2月～5月开展了注射用人干扰素γ的赠药活动，旨在验证老药物对罕见病慢性肉芽肿病（CGD）及孟德尔遗传分枝杆菌易感性疾病（MSMD）的治疗效果，为此，不少病人特地发来感谢信，感谢他为患者着想的奉献精神。他强调确保患者知情权和自主权的重要性。

对于基因编辑在罕见病领域的应用，他认为精准技术如CRISPR-Cas9有根治潜力，但需解决技术、伦理和安全挑战。

深圳市第三医院已开展卡介苗病的干细胞移植和细胞基因治疗研究。卢水华教授呼吁国家药监部门为罕见病新药研发提供政策支持和灵活性，并建议各方紧密合作，加速罕见病药物研发，为患者带来希望。他强调，罕见病治疗需构建完整生态链，需政府、高校、制药行业、资本等共同参与。

卢水华教授分享了他为何坚定投入罕见的卡介苗病研究与治疗的初衷。多年前，他遇到因接种卡介苗而不幸离世的孩子，深感责任重大。即便在生物药尚未发展的时期，他仍努力从国外引进药物为患者治疗。未来，他将继续在深圳市第三医院研究新药机制，并呼吁药厂关注罕见病药物研发。他认为，这是药厂的社会责任。幸运的是，他得到了同行、学生和政府的支持。他强调全社会需共同参与罕见病科普宣传，以预防和控制疾病。他相信，全社会的努力将为罕见病患者创造更友好的环境，提升他们的生活质量。

科研与临床人员不懈努力

多年来，作为结核病防治工作者，卢水华教授遇到的困难非常人能想象，包括长期暴露于结核病传染的高风险环境中，同时饱受来自社会的不解与歧视，也包括早年间的科研经费捉襟见肘，身边的同学与同行不少人纷纷转行，而他却默默坚守，对结核病患者始终不离不弃。

"让更多人免受结核困扰，更好地抗击结核，正是这份心意和情怀驱使我不断前进。在我看来，无论结核病多么凶险难缠，只要我们不停下脚步，终止结核病流行的目标终将实现。"他说。

由于科研人员与临床工作者不懈努力，目前预防和治疗结核病的工具已经越来越多。对此，卢水华教授欣慰地说："结核病的诊断越来越走向基层化，也越来越实现床旁化，这为结核病的主动发现提供了巨大的前景；敏感结核病的治疗疗程正在走向两个月的超短程治疗，耐多药结核病的治疗也正在突破6个月的瓶颈，结核病的预防治疗目前已经从过去的270天疗程进入到28天短程治疗疗程，新的结核病疫苗正在显示新的曙光。这些都让我们战胜结核病充满希望。"

林进教授：
展望罕见风湿疾病领域新药研发

谈及罕见病，林进教授略带遗憾地说，尽管取得了种种进步，由于国产创新项目少，大多是国外已上市产品的注册试验；且患者对这些试验的信息不灵，因此，临床试验开展的并不多。她希望国内同行共同努力，促进这一领域新药研究的蓬勃发展。

撰文｜毛冬蕾

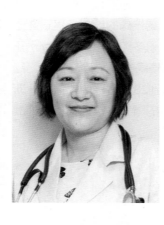

林进教授
浙江大学医学院附属第一医院
风湿免疫科主任
浙江省医师协会风湿免疫科医
师分会会长
浙江省医学会内科学分会候任
主任委员
中国女医师协会风湿免疫专委
会副主任委员
中华医学会风湿病学分会常委
中国医师协会风湿免疫科医师
分会常委
浙江省医师协会内科医师分会
副会长

慕名林进教授已久，身为浙江大学医学院附属第一医院风湿免疫科主任的她，在罕见炎性肌病、红斑狼疮、白塞病等领域的研究有着丰厚的成果。访谈她之前，每每听患者介绍，更从侧面了解她对患者细致入微的体贴关爱。

机缘巧合加入风湿免疫科

林进教授是典型的杭州人，气质柔和，轻声细语，始终笑盈盈地，让我展开话题的过程放松舒适。选择当一名大夫，在她看来是"自然而然"的：由于家里亲人中有医生，出于一份仰慕，林进从小就期待将来能救死扶伤，同样成为一名优秀的医者。不过，她此前并未想到，自己会与风湿免疫结下不解之缘。

刚加入浙江大学医学院第一附属医院（以下简称浙大一附院）时，该院还没有风湿免疫科，风湿免疫作为一个专科，大多数医院并不重视、也未开设。直到1998年，该院副院长推荐她去北京协和医院进修，并希望成立风湿免疫专科；进修后，她远赴德国在吕贝克大学做访问学者。学成归来，林进在院里两位血液病学老教授的带领下，共同组建起科室。

浙大一附院的风湿免疫科通过她和团队的努力，走在了全省前列。访谈中，她分别介绍了风湿科疾病中炎性肌病、白塞病和红斑狼疮的发病机制及在我国的临床研究现状。

炎性肌病：亟待新靶点药物

炎性肌病是一组以对称性四肢近端肌无力为特征的横纹肌非化脓性炎症性肌病，是风湿免疫系统疾病一种比较罕见的自身免疫性疾病。林进教授解释，在细菌或遗传因素的影响下，患者体内会出现异常的免疫应答，如皮疹、肌肉疼痛和无力等，同时骨骼肌和皮肤会有损害。

"不要小看了这种疾病，肌炎不仅是肌肉病变，往往有多系统损伤，如间质性肺炎、心肌病变、吞咽困难、外周血管炎等。如果患者在没有得到很好的控制情况下，可能会引起间质性肺炎。"林进教授说。

据不完全统计，目前我国炎性肌病发病率约为10万分之十几（数据不详）。尤其是肿瘤合并用药中引发的肌肉炎性病变，在临床上越来越多见。然而遗憾的是，我国并没有专门针对炎性肌病的治疗药物，大多使用目前已上市药物的拓宽适应症，并没有全新靶点药物。

其中，特发性炎性肌病的治疗，临床上遵循个体化原则，首选糖皮质激素，可联合免疫抑制剂治疗，包括甲氨蝶呤（MTX）、环磷酰胺、环孢素、他克莫司、吗替麦考酚酯（MMF）、生物制剂，危重症者可用大剂量免疫球蛋白静脉冲击治疗。

虽然免疫球蛋白被应用于临床，但针对其疗效尚缺乏良好的研究。在生物制剂方面，巴瑞替尼（JAK 1/2抑制剂）用于治疗难治性幼年型皮肌炎疗效较好且没有明显的不良反应作用；贝利尤单抗治疗皮肌炎效果较好；新研发药物胰高血糖素样肽-1受体激动剂（PF1801）则可以降低肌炎患者血清中HMGB1、TNF-α和IL-6的水平，有较好的治疗应用前景。

林进教授建议，国内炎性肌病诊疗领域应尽早讨论、更新指南，有助于临床医生准确诊断；其次，作为临床研究工作者的一员，她希望针对发病机制开展更多亚型临床试验，开发针对新靶点、疗效更精准的药物。

白塞病：不容忽视的全身"溃疡"

林进教授在白塞病领域同样深耕多年。该疾病又称为贝赫切特综合征（Behchet disease，BD）。患者得了此病，会发生口腔溃疡、生殖器溃疡、眼部炎症，同时出现消化系统、心血管系统、神经系统等多脏器受累，是一种慢性变异性系统性血管炎，临床上需要多学科综合诊疗。

目前，白塞病的发病机制涉及细胞免疫和体液免疫：首先，细胞免疫（1）活化的 T 细胞出现在患者的局部组织和周围血中，CD4和CD8均有增多，γ、δ、T细胞也增多；其次，体液免疫 BD与抗核抗体谱、抗中性粒细胞胞质抗体、抗磷脂抗体的相关性不明显；近年来的研究还认为，抗内皮细胞抗体（AECA）与血管炎病有一定相关性，它可以出现在多种血管炎病变中。

遗憾的是，白塞病也没有特效药物，主要治疗药物包括非甾体抗炎药物、沙利度胺、阿普斯特、糖皮质激素、免疫抑制剂等。对于口腔溃疡，阿普斯特片有一定效果，但对肠道溃疡引起的损伤还没有特效药物。

对很多患者而言，白塞病带来的挑战首先还不是治疗阶段的压力，而是确诊的漫漫长路。这种病极易被误诊，患者、初诊医生往往在症状发作后，归为简单的溃疡进行治疗，走了许多弯路。林教授记得有一位病人，反复发作口腔溃疡和肠道溃疡，多次误诊后，辗转来到她的科室，才被确诊为白塞病。

"实际上，除了少数因内脏损伤控制不佳威胁生命以外，虽然根治的药物尚未出现，但这种病在妥善管理后，大多数患者预后良好，不影响正常生活，"她痛心地表示，"只是很多患者因无法确诊，长期承受着溃疡反复发作、病因不明的痛苦与迷茫。"

她希望，广大公众都能了解一些白塞病的基本知识，"口腔溃疡"的背后可能隐藏着顽固的罕见病，及时找对诊疗方向，避免不必要的折磨。此外，由于白塞病需要持续多年治疗，所以患者的费用负担较高，期待未来对这一群体的保障能不断完善。

红斑狼疮：药物试验入排标准提高

林进教授也带来了最新的好消息：该院开展红斑狼疮药物临床试验项目进展顺利。红斑狼疮（SLE）是一类慢性、反复发作的自身免疫性疾病，常见于育龄期女性，其典型症状是面部出现蝶形红斑，除了皮肤损害以外，红斑狼疮还累及多脏器和系统。

红斑狼疮有一些新药正在研发和使用，但同样尚未有完全治愈该疾病的药物。新药主要通过调节免疫系统、减轻炎症反应和控制症状来改善患者的生活质量，常见的包括免疫抑制剂、抗炎药物和生物制剂等，国内也有不少在企业开发中。

例如，贝利尤单抗、奥妥珠单抗、阿尼鲁单抗等，从靶向红斑狼疮的活性进行治疗；Voclosporin，通过免疫抑制和抗蛋白尿双重作用治疗；达格列净、恩格列净，通过非红斑狼疮特异性、非免疫性机制起到延缓疾病进展的作用。

而一些在临床研究阶段的药物，包括人源化第二代抗CD20单克隆抗体奥妥珠单抗（Obinutuzumab），具有比第一代抗CD20单克隆抗体——利妥昔单抗更好的抗体依赖细胞毒性和吞噬作用，对B细胞的耗竭作用更强。阿尼鲁单抗是I型干扰素受体（IFNAR）的单克隆抗体在治疗中重度患者的Ⅲ期临床试验（TULIP-2）获得较好的研究结果，该药已在美国、欧洲和亚洲部分地区被批准用于治疗正在接受标准治疗的中重度红斑狼疮成人患者。

林进教授认为，红斑狼疮新药的临床试验设计终点指标越来越精确，并将一些临床终点加以复合，重新提高了试验的入排标准和招募患者的难度。不过，她对这种设计思路表示赞同，认为有利于做出"阳性结果"，并使新药可以小适应症获批上市以后，再开展大规模上市后研究。

该院目前开展了注册临床和IIT（研究者发起的临床研究）。让她印象深刻的是，近两年，其风湿免疫科与血液科、骨髓移植科合作开展CAR-T药物治疗狼疮的成功案例越来越多，一位患者原本将信将疑，参加临床试验后，获得了明显改善，预后稳定，直到目前还在坚持完成试验。

"但凡来参加试验的受试者，都十分愿意与我们合作，我们能解决病人很多实际问题。病人因而对我们十分信任，愿意尝试研究者介绍的创新性治疗。"她表示，浙大一附院是国家级别的临床医学中心，期待未来能开展更多原创性新药项目，为更多患者探索治愈疾病的希望。

林进教授向笔者强调，个体化治疗、精准治疗，仍是红斑狼疮管理的重中之重。相信随着SLE发病机制研究的进展和临床试验的深入，众多新型靶向药物会不断涌现，必将促进现有治疗方案的成熟和更多具有前景的治疗方案的出现。

学科建设：推进临床研究，发力人才培养

在风湿免疫领域深耕20余年，林进教授帮助了不计其数的患者，在病友中有着很好的口碑。身为医生，她真心感到自豪，也从不倦怠，因为每天能接触不同患者，"患者是医生最好的老师，对医生来说，出诊的每一天都是收获与成长的一天。"而每次患者的病痛有明显改善，都让她在喜悦中感到一切忙碌都是值得的。

医生应该如何面对患者？她表示，要做到真心为患者着想，"需要从患者的角度想问题，充分体谅其痛苦，这就是同理之心。"风湿免疫病领域的最大特点就是有很多疑难杂症，"我们需要不断学

习国际先进的诊疗进展，与时俱进。"而且，病情会造成多系统损伤，临床诊疗中几乎与每一个学科都有交叉，患者往往从各个科室转诊来到风湿免疫科，这要求医生要具备全面的医疗知识，并且对风湿免疫病的各种症状，特别是罕见症状，要有深刻认知与研究。

在她的带领下，浙大一附院的风湿免疫团队在类风湿性关节炎、强直性脊柱炎及炎症性疾病做了大量基础研究或临床研究。"国家对从基础到临床的转化研究非常重视，我们鼓励大家先从临床发现更多问题，最后将研究成果用于指导临床治疗。"林进教授说。

作为浙江省医学会风湿病学分会前任主任委员、浙江省医师协会风湿免疫科医师分会会长，林进教授在带动团队不断攀登学术高地的同时，也特别注意青年医生的培养。

她勉励年轻医生说，风湿免疫是非常有意义的学科，有很大空间等着医学工作者去探索。"最近二三十年以来，这一领域有大量新的药物与研究在不断进展，整个行业欣欣向荣。"她希望医生中更多有志之士加入风湿免疫领域，为饱受风湿免疫疾病痛苦的广大患者带来新的光明。

谭先杰教授：
科普力量，让"罕见"被"看见"

"前二十年的岁月，我全身心投入，矢志不渝地追求成为一名优秀的妇科肿瘤医生。而后二十年，我将倾尽心力，致力于医学科普，让更多人了解并掌握基础的医学知识。"谭先杰教授认为，科普不仅是知识的传递，更是对生命的尊重与关怀。

撰文｜毛冬蕾

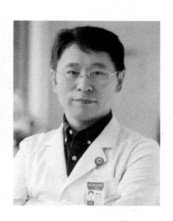

谭先杰教授
主任医师、博士研究生导师、"协和学者"特聘教授；北京协和医院妇产学系副主任；中华医学会科学普及分会副主任委员；国家级健康科普专家；"国家名医"和"人民好医生"荣誉获得者

北京协和医院妇产学系副主任谭先杰教授，因母亲过早患病离世，深受触动，这一经历不仅激励他走上从医之路，更驱使他致力于科普医学药学知识，以帮助更多人避免类似的悲剧。

"前二十年的岁月，我全身心投入，矢志不渝地追求成为一名优秀的妇科肿瘤医生。而后二十年，我将倾尽心力，致力于医学科普，让更多人了解并掌握基础的医学知识。"谭先杰教授认为，科普不仅是知识的传递，更是对生命的尊重与关怀。

面对罕见病，虽然发病率低，但每种疾病背后都蕴藏着复杂的医学奥秘。因此，他希望通过科普，提高社会对罕见病的关注。

加大罕见病预防筛查与防控力度

在全球各地，不同罕见病的发病率呈现出显著差异，有的疾病发病率相对较高，有的则相对较低。谭先杰教授说，罕见病的预防、筛查与诊断工作具有重要意义，它们不仅是疾病诊疗的基石，更是保障患者及时获得有效治疗的关键所在。通过科学的预防措施，能降低罕见病的发生风险；精准的筛查与诊断手段，有助于及早发现病情，为患者提供及时有效的治疗方案。

在探讨罕见病治疗手段时，谭先杰教授指出，由于绝大多数罕见病的发病机制尚未明确，相关的致病基因也模糊不清，尽管当前众多生物技术公司致力于罕见病新药的研发，但由于缺乏明确的靶点以及疾病本身的复杂性，开发针对不同适应症的罕见病药物仍面临着巨大的挑战。

因此，他认为，要想真正攻克罕见病这一难题，必须构建一套综合的预防和干预体系。产前检查作为预防罕见病的重要手段，应得到广泛推广和应用，产前检查能及时发现并干预携带罕见病致病基因的胎儿，从而降低罕见病患儿的出生率。同时，开展早期筛查工作，对及早发现罕见病患者并给予及时治疗具有重要意义。

除了采取预防措施，医务人员还需高度重视罕见病患者的康复和支持工作。他强调，在罕见病患者的治疗与康复旅程中，心理支持具有举足轻重的地位。他建议，从婴幼儿阶段开始，就应为罕见病患儿提供及时的心理咨询与支持，确保他们在成长过程中能够建立起积极、健康的心理状态。相较于长大成人后再进行心理干预，这样的早期介入更为有效，以免错过最佳时机。

在罕见病药物报销问题上，谭先杰教授表示，国家医保局秉持开放态度，持续调整医保目录，努力将更多罕见病药物纳入其中。同时，他强调建立多元化商业保险支付体系的重要性，以提高药物可及性，激励药厂研发。然而，罕见病药物研发艰巨，需药厂、政府和社会各界共同努力。谭先杰教授呼吁，对于罕见病药物研发，药厂应该持公益心态支持研发，而不是以追求利润为目的，政府应设立专项基金支持科研。

科普唤醒大众对女性和健康的认知

在谈及妇科肿瘤医生和科普医学知识的使命时，谭先杰教授不禁回忆起自己深爱的母亲。母亲从小便对他关怀备至，无微不至的照顾，成为他心中的温暖与力量。然而，他12岁那年，母亲因病离他而去，她怕影响儿子的学习，特意叮嘱家人两个月后才告诉他。得知消息后，他悲痛欲绝，"那时我立志要成为一名能治愈所有疾病的医生。"母亲的离世对他影响深远。五年后，谭先杰考入华西医科大学，开始了艰难的求学之路。十年后，他以优异的成绩被选入北京协和医院，并选择了妇产科专业，因为母亲曾患妇科肿瘤。之后，他获得了医学博士学位，并在法国进行了博士后研究，2012年，作为访问学者赴美国进修，他先后访问斯坦福大学医学中心、哈佛大学、MD Anderson癌症中心和Memorial Sloan-Kettering癌症中心，观摩手术并接受肿瘤临床试验和转化医学方面的培训。多年来，谭先杰教授始终坚守在妇科肿瘤的治疗领域，希望以自己的力量，为更多女性带来健康。

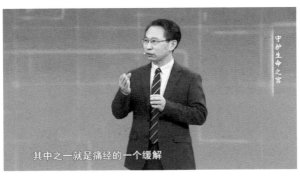

谭先杰教授"三八"妇女节在CCTV-1《生活圈》开展女性科普宣传

母亲去世后，谭先杰教授开始对医学有了更深的理解。"回顾母亲的病情，诊断为子宫内膜癌。我深感如果当时家人了解一些医学知识，母亲可能就不会离世。这段经历让我决定回国后开始致力于女性健康科普。"

从2012年开始，他在各大报刊发表科普文章，主编了医学科普书籍，并在多个电视台录制女性健康科普节目。他通过努力，让更多女性关注自

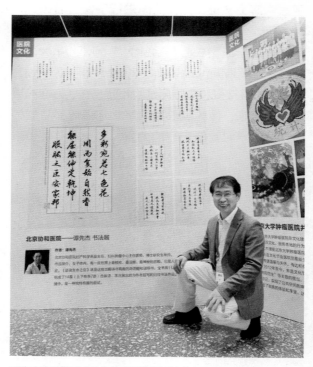

谭先杰教授携其书法作品亮相第四届健康中国创新传播大会

身健康，预防疾病的发生。2018年，谭先杰出版了新书《致母亲》，讲述了他的从医之路和对母亲的深深怀念。"透过一个患者的真实故事，我们能更深入地理解和感知一种疾病。"他说。

谭先杰教授表示，科技文章是专家之间的内行交流，交流难度小，而且有一定写作范式，前言、方法、结果、讨论，说清楚科学问题即可。科普文章则是专家与外行的交流，交流难度大，有时写科普文章比写专业文章还要困难，需要创作者既有扎实的专业基础，又有较高的文学功底和传播素养。

因此，谭先杰教授感慨地说：科普不易，且行且珍惜。作为一名医学科普专家，医学科普或健康科普有特殊之处或困难之处。

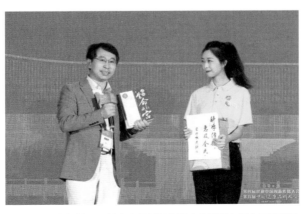

谭先杰教授参加第四届健康中国创新传播大会暨第九届中国健康品牌大会

首先，健康科普的内容特殊。健康科普的内容是疾病或生理现象，在以故事和案例的形式进行科普时，需要考虑故事或案例背后的患者感受，并注意保护患者隐私，否则会给病人带来二次伤害，也会给科普工作者带来麻烦。在这方面，个人经验是将患者的年龄、住址、就诊时间等进行移花接木处理后发给患者审阅，得到患者同意，确认不会给他（她）的生活和工作带来负面影响后择机发布。

其次，健康科普容错性小，众口难调。相比其他学科的科普，健康科普则需要更为严谨，因为涉及健康和生命，差之毫厘，谬以千里。而且，医学知识多枯燥艰深，没有得病的人，不想看；同行之人，觉得瑕疵多多，不忍看。

最后，健康科普受众受限。一般科普的重点受众是青少年，但健康科普很难将青少年作为重点人群。一是他们通常身体健康，获取相关知识的愿望不强。二是相对于游戏和短视频，健康科普显得乏味难懂。这就要求健康科普工作者不断提高创作水平，创新传播形式，才能激发他们的兴趣。

作为资深妇产科医生，谭教授谈到女性健康科普的特殊之处。狭义的女性健康是指女性生殖健康，通常被称为妇人问题或妇科问题，内容多被划归"儿童不宜"范围，不适合在大众场合讲授，即便权威媒体，也会避而远之。更令人无可奈何的是，女性健康科普中涉及的子宫、输卵管、卵巢、阴道等词，在网络环境中很容易被"机器人"自动

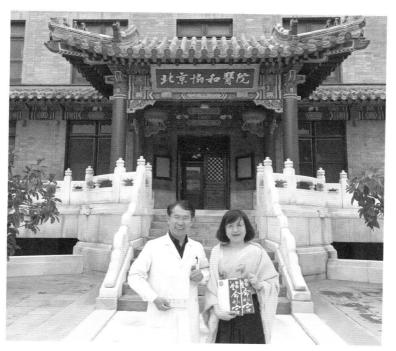

谭先杰教授向罕见病患者赠送科普新书《话说生命之宫》

屏蔽或限流，导致很多女性健康科普内容无法抵达需要的人群。

实际上，和青少年一样，女性也是科普的重点人群。因为，女性是家庭的核心，其健康不仅关乎女性自身，还关乎家庭幸福、人类繁衍和社会进步，"关爱妇女，保护母亲"，维护好承载人类繁衍的物（子宫）和人（女性）的健康，至关重要，是对"生命至上"重要指示的贯彻执行。

鉴于罕见病发病率极低，其知识普及也显得尤为关键。谭先杰教授指出，为更有效地推动罕见病科普工作，国家应积极推动罕见病相关联盟的构建。这一联盟将罕见病患者、医生、科研机构及社会组织等各方紧密联结，形成一个互通有无、相互扶持的平台，共同为罕见病的认知和防治贡献力量。

"有时是治愈，常常是帮助，总是去安慰"（To Cure Sometimes，To Relieve Often，To Comfort Always）——大多数人认为这句名言是出自长眠于纽约东北部撒拉纳克湖畔的特鲁多医生（E. L. Trudeau，1848-1915），概括并总结了他一生的行医生涯，也是对医学现状的深刻洞察。时至今日，这句名言依然被广大医生们奉为行医的圭臬，后两句更是成为医学人文的基石。同样，这句话也深刻体现了谭先杰教授作为医者一生所追求的人生哲理。他致力于在每一次诊疗中，既为患者带来治愈的希望，又给予他们必要的帮助，并在整个过程中不断给予安慰与关怀。

王建设教授：
儿童罕见胆汁淤积症新药研究的突破方向

王建设教授建议，儿童罕见的遗传性胆汁淤积症未来的研究方向包括以降低胆汁酸毒性为目的，开发比熊去氧胆酸水溶性更强的胆酸或阻断肠肝循环的药物，减轻肝脏负担。

撰文｜毛冬蕾　石雨琛

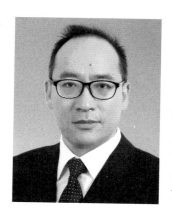

王建设教授
复旦儿科医院感染科主任医师、博士生导师；中华医学会儿科学分会感染学组副组长；中华医学会肝病学分会遗传性肝病协作组副组长；全球Alagille联盟（GALA）科学委员会成员

复旦大学附属儿科医院肝病科主任医师王建设教授在儿童罕见肝病领域深耕多年，在诊治罕见遗传性肝病等方向上建树颇丰。他在国际上鉴定出MYO5B、USP53、ZFYVE19等相关胆汁淤积症，参与鉴定了RINT1突变引起的发热相关反复肝功能

161

衰竭。

在向我们介绍临床试验时，他首先谈起了钻研十几年的进行性家族性肝内胆汁淤积症（Progressive Familial Intrahepatic Cholestasis，PFIC）和阿拉杰里综合征（Alagille Syndrome，ALGS）。以这两种疾病的药物研发为例，分享了自己的研究进展与思考。

对症治疗PFIC和已有药物

王建设教授介绍，PFIC是一组常染色体隐性遗传性疾病，以严重肝内胆汁淤积为主要特征，多发于新生儿时期及儿童期，严重时可因肝衰竭而导致患儿死亡。目前，该组疾病已鉴定了11种单基因突变引起的亚型，不同基因突变导致的PFIC机制不同，部分机制尚未完全清楚。

PFIC在全球的发病率1/5万～1/10万，属于罕见病，是我国慢性胆汁淤积儿童致死的重要原因之一。在婴儿和儿童胆汁淤积症中，近10%～15%是由于PFIC引起的。约50%的PFIC 2型患者在10岁前需要肝移植。

胆汁淤积症引起的黄疸与皮肤瘙痒，是PFIC最为典型的症状。同时，王教授诊治的PFIC患儿，许多身材矮小、发育迟缓，还可能伴有脂溶性维生素缺乏所导致的其他症状。他指出，患儿晚期会发生肝硬化失代偿、门脉高压等临床表现。

目前国内外尚无针对PFIC的病因治疗方法，

只能采取对症治疗。人体大约95%的胆汁酸被重吸收回肝脏，仅5%的胆汁酸通过粪便排出。胆汁酸的肠肝循环对保证人体正常机能十分重要。临床上婴儿胆汁淤积症的对症治疗包括：利胆剂（熊去氧胆酸）、胆盐螯合剂（考来烯胺）、胆汁酸羟化剂（利福平）等。其他探索方向包括：抑制胆汁酸的合成与促进胆汁酸的分泌等。

即便是对症治疗，不同疾病致病机制不同，对症治疗的重点也不完全一样。"如果了解了病因发病机制再采取对症治疗，患儿会有更好的效果。"为此，王建设教授带领的儿童肝病团队，从2010年开始，开展了一系列遗传性胆汁淤积症新致病基因鉴定的研究工作。在国际上鉴定出了MYO5B、USP53、ZFYVE19等相关胆汁淤积症，并首次报道多种疾病新表型。

2021年7月20日，用于治疗PFIC的药物Bylvay（Odevixibat，奥维昔巴特）在美国FDA获批，随后也获得欧盟药监局EMA的批准。奥维昔巴特是一种每日给药1次、非全身性回肠胆酸转运抑制剂，在小肠局部起作用。奥维昔巴特的获批是基于PEDFIC 1和PEDFIC 2试验的研究结果。

试验证明，奥维昔巴特达到了止痒和降低血清胆汁酸方面的主要终点，并且耐受性良好。同时，另一个相同作用机制的IBAT抑制剂氯马昔巴特也在该疾病中开展了全球多中心Ⅲ期临床试验，并纳入了PFIC中的6种亚型的患者。

ALGS药物临床试验的特殊设计

除了PFIC，王建设教授和他的团队还长期致力于ALGS的临床研究。与PFIC类似，ALGS同为遗传性胆汁淤积症，且是其中最常见的病因，是一种累及多系统的常染色体显性遗传性疾病。最早在1969年由Alagille等首次报道，国外报道该病的发病率约为1/3～50000，2023年9月，该疾病被纳入我国《第二批罕见病目录》。

ALGS主要病理特征为先天性肝内胆管发育不良，患者在出生后3个月左右开始陆续出现胆汁淤积、黄疸、严重瘙痒和一系列广泛的临床表现，同时可发生不同程度的肝外脏器（心血管系统、骨骼、肾脏、眼睛和颜面等）受累。

在中国，由北海康成引进的氯马昔巴特于2023年5月29日获得了国家药品监督管理局的批准上市，用于治疗1岁及以上ALGS患者胆汁淤积性瘙痒。

谈及氯马昔巴特的临床试验，王建设教授提到，最大的挑战在于样本量问题，需要通过有限的样本量调整其分析方式。研究人员在设计氯马昔巴特的临床试验时，一开始针对广泛适应症，探索更广泛的胆汁淤积适应症。其原因在于胆汁淤积性肝病发病机制的相似性和IBAT抑制剂的药理作用。从原理上讲，氯马昔巴特对常见的胆汁淤积症预期有效，而选择优先开发ALGS是基于临床急需性，该疾病的治疗手段十分有限，临床急需性较强，所以选择了这一罕见病适应症。

而受限于罕见病样本量的难题，研究采取了专门的设计来满足结果的可信度。

同时，出于伦理考虑，所有患儿在研究开始时仍维持原有药物治疗，在此基础上追加新药。研究采取了专门的设计，以验证药物的疗效确切且不受其他因素干扰。试验设计了1-18岁ALGS患者用药18周之后，随机分为两组，其中对照组随机撤药4周（使用安慰剂替换）。撤药期结束后，两组患者重新服药，以充分观察两组队列在停药期间的变化。

他解释说，4周的随机停药时间足以让患者已降下来的胆汁酸回到基线水平。这种设计同时满足了患者样本量少、无法终止原有基础用药、同时还能评估药物有效性。"在罕见病药物临床试验中，研究人员有可能会根据疾病特征做出试验方案的调整。"王建设教授说。

儿科罕见病用药临床试验春天来临

上述这两种疾病都有类似的肝脏表现，其治疗思路也因而类似，都需要缓解肝内胆汁淤积、降低毒性胆汁酸负荷来进行治疗。

王建设教授建议，未来药物开发有两个方向。首先，以降低胆汁毒性为目的，未来可开发水溶性更强、毒性更低的胆汁酸，促进胆汁排泌，调整胆汁酸池比例，改善由于胆汁淤积所导致的临床症状和肝脏损伤，延缓胆汁淤积的进展或改善无移植生存。"这是因为，胆汁的主要作用是帮助消化，十分重要，但胆汁中某些成分具有毒性，如果长期淤积在肝内，会对肝脏造成伤害。"

其次，胆汁酸的肠肝循环对维持正常人体机能扮演了重要作用。人体排出来的胆汁酸，绝大部分会回吸收到肠道进入肝脏。如果胆汁酸肠肝能很好进行循环，就能使肝脏"高效"工作。而当病人的肝脏出问题时，其排泄能力下降，如果再通过肠肝循环，无疑加重了肝脏负担。因此，第二个研究方向是通过外科手术或药物阻断肠肝循环，减轻肝脏负担。

"这些临床需求将促使我们开发作用时间更长，服用更方便，副作用更小，结合力强的新型肠道胆汁酸转运体抑制剂，以阻断肠肝循环。"此外，开发恢复肝脏排泄能力、阻断肝肠循环、减少肝脏负担的药物是急迫的临床需求也是未来的方向。

谈及我国儿科药临床试验，王建设教授说，由于中国开展较晚，现在与国际上仍有不少差距。"过去，我们认为，不应将儿童纳入临床试验中。这一认知个人认为有一定的偏差，曾一度阻碍了儿童临床试验的发展。如果不把儿童纳入临床试验，深入研究药物在儿童体内吸收、分布和代谢，以及药物的安全性和有效性，儿童仅使用成人用药，或只是简单用成人数据外推到儿童，这样做非但不能保护儿童，反而让他们暴露在更大的风险之下。"

他也特别强调，儿童药必须通过更优的试验设计才能推断出疗效，其不良反应也要通过长期监测观察。所幸的是，这些年，国家药监局药品审评中心出台了许多鼓励和指导儿童药物研发的技术指导原则，对儿童药物的短缺问题越来越重视。儿童药临床试验和获批新药这些年也逐渐增多起来。2022年审评通过儿童用药66个，创历史新高。

基因治疗虽有前景但要把控风险

由于许多罕见病属于遗传性疾病，近年来涌现的基因治疗技术，为彻底治愈这些曾经的"不治之症"打开了希望之门，儿童胆汁淤积症也包含在其中。例如，ZFYVE19是引起儿童胆汁淤积症的重要驱动基因。王建设教授团队多年来已构建了ZFYVE19的动物模型并进行基因治疗。结果显示，实验动物接受治疗后生化指标好转，病理改善。

他认为，不同基因变异所致遗传性胆汁淤积症致病机制各异，共同致病或代偿机制阐明后可望产生新的治疗靶点。基因治疗/特殊代谢物补充治疗可望成为重要的治疗手段。

不过，基因治疗的安全性永远是研究人员的首要考虑。如何提高特异性、有效控制脱靶效应是当下研究人员最关注的考量。在患者选择上，要优先选择那些未经治疗、无较好替代药物、疾病严重程度较高的病人。

王建设教授·儿童罕见胆汁淤积症新药研究的突破方向

王建设教授表示，胆汁淤积症的基因治疗还有很长的路要走，而且，罕见病的诊断和治疗不仅是研发人员、医疗人员的责任，也需要患者、家属和全社会多方的积极参与，更需要政策的有力支持。

"现在鼓励儿童罕见病药物研发的政策不断出台，让我们非常欣喜。只有开展流行病学调查，了解疾病情况，才能有的放矢，制定出台更精准的鼓励政策和技术指导原则，将来能进一步细化和完善。"他说。

例如，发病率更低的疾病，是否有更多的支持手段？"一般来说，越罕见的疾病，患者的声音越微弱，但患者的生命同样宝贵。如何让企业愿意投入到罕见病药物的研发之中，需要国家、社会、企业更大支持。"他表示。

王建设教授特别提到联合国在35年前通过的《儿童权利公约》，该公约旨在保障儿童在公民、经济、政治、文化和社会中的权利。这一公约曾给他留下了深刻印象，也激发了他对儿童群体的关注，怀揣着神圣的使命感，毅然选择了并不热门的儿科方向，投身临床诊疗和研究工作，不知不觉中已奋斗了20多个春秋。在王教授看来，个中艰辛，不足为外人道。作为一名临床医生，为患儿带来希望和温暖，是义不容辞的使命和责任。

他希望，更多人能关注儿童患者普遍存在的诊断难、可用药少等现状。这其中，罕见病患儿更为孤单无助，许多患病儿童家庭深陷困境，更需要社会多层面的帮扶。"欣慰的是，党和国家越来越重视儿童医疗和用药整体大环境的改善，我也会继续将毕生精力投入到救治儿童患者中，并为相关药物研发贡献力量。"他深情地说。

邹和建教授：
硬皮病新药靶点百花齐放

邹和建教授认为，随着对系统性硬化症发病机制研究不断深入，任何导致皮肤增厚、纤维化和血管内损伤等病变的靶点都有可能开发成潜在的治疗药物，形成百花齐放的态势。

撰文｜毛冬蕾

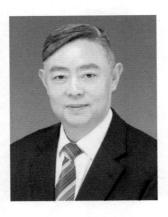

邹和建教授

复旦大学附属华山医院党委书记、教授、博士生导师，风湿科、职业病科学科带头人，复旦大学风湿、免疫、过敏性疾病研究中心主任，华山医院分子与转化医学研究所所长，华山医院伦理委员会主席

走近系统性硬化症

复旦大学附属华山医院风湿免疫科于1996年创立，一直以来，对系统性硬化症（Systemic sclerosis，SSc）的诊疗是其特色方向，近年来在临床研究、新药试验等方面不断取得新的突破。

与系统性硬化症患者有着深厚情谊的邹和建教授，欣然介绍起了这一疾病的最新诊治现状，希望这一群体得到各界更广泛的关爱与支持，并让新发患者避免被误诊、漏诊。

系统性硬化症又称硬皮病，位列国家《第一批罕见病目录》内，是一种以皮肤或全身多个器官纤维化为特征的自身免疫性疾病，至今病因尚未确定，累及皮肤、肺、心脏、肾脏等，主要分为弥漫型、局限型、无硬皮的系统性硬化症和硬皮病重叠综合征四种亚型。

邹和建教授表示，SSc患者的心血管等内脏损害非常常见，这类患者的病情也比较严重。在发病机制上，国内外均有深入研究。一般认为，该疾病与遗传易感性、表观遗传学因素均相关，但不属于遗传性疾病。最新研究发现，主要诱因可能是抗原驱动所致，慢病毒、细菌、某些特殊金属元素或人体内环境某些因子作为抗原，诱发了人体自身免疫反应。

系统性硬化症在全球患病率约为1/10000，女性多见。目前，治疗药物有免疫抑制及调节剂、抗纤维化药物、生物制剂等。邹和建教授指出："虽然经典教科书中列出众多药物，但仅仅对症治疗，尚无有效治疗该疾病的药物。"此外，国际上也尝试用间充质干细胞来抗纤维化和改善血管病变，从而在系统性硬化症疾病进程中发挥治疗作用。

靶点百花齐放，责任重于泰山

近十余年来，随着对硬皮病发病机制的认知突破，国际上不少药厂开始投入新药研发，并开展一系列临床研究。

其中，JAK抑制剂显示出较大潜力。原本，JAK抑制剂最早用于类风湿性关节炎等，现已向系统性硬化症延伸。华山医院开展的小规模临床研究中，观察到JAK抑制剂用于该疾病的潜在治疗作用。国内外知名医药公司也正在研发和申报相关新药的临床研究。

"希望JAK抑制剂能在新领域大显身手，起到良好的辅助治疗效果。"邹和建教授同时强调，JAK抑制剂只是一种较为热门的靶点，随着对系统性硬化症的深入研究，任何导致皮肤增厚、纤维化和血管内损伤等病变的靶点都可能开发成潜在治疗药物，包括IL-6、IL-1β、icam-1等，形成百花齐放的态势。

例如，贝利尤单抗在2023年2月被美国FDA认定为治疗系统性硬化症孤儿药，该药此前被美国、欧盟、加拿大和中国获批用于治疗系统性红斑狼疮。现在，华山医院已启动贝利尤单抗试验项目，该药在系统性硬化症最常见且最严重的间质性肺病领域，期待能有新的成果。

除了新分子实体，产业界还开展了各类老药新用的研究。邹和建相信，不远的将来，会有越来越多阻击该疾病的"武器"被研发并应用，希望广大

SSc病友怀抱信心，积极应对疾病，安心期待更多好消息的到来。

邹和建教授牵头了多项临床试验项目，推进试验方案的设计、实施。面对硬皮病药物研发的种种进展，他始终保持着医者的冷静："研发人员要在减少药物的脱靶效应，引起感染、静脉血栓栓塞症等不良反应发生方面，持续下功夫。"

针对试验项目，邹和建教授最重视的是保护受试者的权益。伦理委员会应对受试者的权益、安全等伦理审查发挥重要作用。"要丝毫不能放松对药物安全性的把控，时刻将受试者放在心上，依照国际标准执行项目，这方面责任重于泰山。"在实际工作中，华山医院团队为受试者做了大量培训，告知其参加临床试验的风险获益及注意事项。

说到这里，邹和建教授动情地表示，非常感谢每一位积极参加项目的罕见病患者。一款有效药物的诞生，除了申办方、研究者、监管部门各司其职、高效推进，患者的热情参与和奉献，同样功不可没。

近年来，"以患者为中心"的罕见病药物研发理念得到业内广泛认同与讨论，邹和建教授认为，患者、患者组织在药物研发的过程所提出的建议与感受，应该得到申办方、研究者的高度重视。

各方共建罕见病良好生态圈

谈及系统性硬化症乃至罕见病整体领域，邹和建认为，党和国家对罕见病群体高度重视，近年来

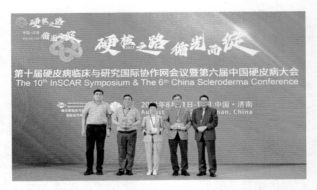

第十届硬皮病临床与研究国际协作网会议暨第六届中国硬皮病大会开幕式讲者合影留念（从左至右为山东省公共卫生临床中心整合与转化医学中心于兆衍主任、复旦大学附属华山医院风湿科主任医师邹和建教授、成都紫贝壳公益服务中心郑嫒理事长、韩国首尔国立大学医院内科医学教授Eun Bong Lee教授、振兴医学中心一般内科兼过敏免疫风湿科主任医师林孝义教授）

支持力度不断加大，出台了多项政策推进罕见病科研、诊疗、药物研发、用药保障等工作。

其中，最基础的也最让从业者振奋的措施，是国家已发布两批罕见病目录，所有与罕见病相关的政策制定就有了更精准的范围和依据，特别是在2023年发布《第二批罕见病目录》，再次扩大了相关政策的覆盖范围。他希望，国家在罕见病立法上也能有所考虑。

对于企业，罕见病药物市场回报小，因此也需要企业有奉献精神研发药物，而国家要鼓励和支持投身于罕见病药物研发的企业，保证企业投入回报。从近年来的医保谈判来看，越来越多罕见病药物被纳入医保，通过政府降价，在保证罕见病患者的福利和企业利益之间寻求平衡。

此外，罕见病药物研究需要加强国际合作，开展国际多中心临床试验，共同分享疾病的研究成果，加速药物上市，减少成本。邹和建认为，在某些神经系统的罕见病领域，经过多年积累和摸索，中国研究者已与世界处在同一梯队。未来，政府、医学界、工业界和患者组织需携手合作，共建罕见病药物研发和保障生态体系。为此，他不断奔走呼吁。

在邹和建教授的带领下，华山医院风湿免疫科已形成以痛风、系统性硬化症等疾病为特色的诊疗科室。该院开展的罕见病药物临床研究走在了全国的前列，在国内外享有较高的学术地位。回想华山医院风湿免疫科自1996年成立以来的风雨28载，他感慨万千。

从无到有、重点清晰，发展风湿免疫科

我国风湿科建设是一个相当年轻的学科，邹和建师从我国著名的血液病学专家和奠基人丁训杰教授。20世纪90年代，我国因风湿引发的痛风发病率快速上升，而华山医院的风湿病患者分散于骨科、皮肤科等科室。在种种契机下，丁训杰教授带领邹和建等成立了风湿免疫科。

作为创始团队的骨干，邹和建将100多种风湿疾病处理的明明白白，并把目光重点投向了痛风和系统性硬化症。当时他就预料到，随着人民生活水平的提高，风湿疾病会像糖尿病一样越来越普遍，

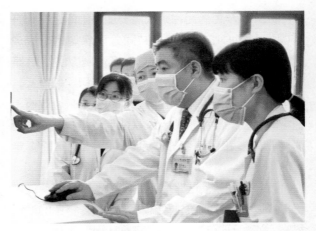

华山医院痛风和系统性硬化症团队查房（左起于一云、宣丹旦、邹和建、杨雪）

痛风则会成为比较常见的症状。

　　而选择系统性硬化症，得益于华山医院多年来皮肤科建设的成果。华山医院拥有全国最大的皮肤科，诊治了大量未被满足需求的SSc患者。邹和建教授发现，每次出门诊都能接触到SSc患者，病人数约占皮肤科的20%，具有深入研究这一疾病的优势。

　　同时，华山医院作为我国最早一批药物临床试验药理基地，多年来在药物临床研究积累了丰富经验。20世纪90年代，该院被誉为"我国GCP启蒙者之一"的汪复教授参与了中国GCP从无到有的全过程。药物临床试验在华山医院也有着举足轻重的重要地位。

　　如今，华山医院不仅继续接诊大量SSc患者，还开展着国内多个SSc临床研究项目。邹教授欣然表示，科室与美国德克萨斯大学休斯顿健康科学中心共同建立了临床研究协作网，如果美国的医院需要选中国机构同步实施国际多中心临床研究，华山医院能第一时间在协作网推荐下参与，双方共同为系统性硬化症的攻坚克难努力。

以良相之视野，为良医之事业

从医30年，邹教授无怨无悔。孩童时代的他常常发烧感冒，随着看病次数的增多，对医院和医生心生崇敬与向往，填高考志愿时，他选择的全是医科大学或医学院。他表示，如果再做一次选择，他仍然会选择读医科。

"中国有一句老话，不为良相，便为良医。医生是极其崇高的职业，能运用医学知识救死扶伤，服务社会和大众，让我获得最大的满足感与成就感。"

从一名临床医生到一个科室、一所医院的管理者，也需要具备"良相"的管理才能，邹和建坦言，面临的挑战纷繁多样，但始终要把握好最关键的两大要素：知识和人才。

一方面，包括风湿免疫病学科在内的医学发展日新月异，要想深入研究促进学科发展需要大量的知识储备；另一方面，要想做出一番事业、发展学科，必须有一群志同道合的人才队伍。

对此，邹和建努力营造院内良好的学习氛围，并引入新技术和新设备，包括PCR检测、分子遗传学诊断等。同时，华山医院风湿免疫科重视"强强联合"，基于复旦大学在生命科学领域的优势，与各大高校开展人才交流与合作。在培养人才方面不忘"出海深造"，持续推荐优秀人才出国学习，交流前沿知识、经验，使其具备更好的科研意识、管理意识和国际化视野。现在，华山医院风湿免疫科的国际化交流与成果分享已十分成熟，不断助力学科发展与建设。

紧跟时代发展，以使命驱动兴趣

从业以来，邹和建不仅在本职工作上深入钻研，更喜欢研究和应用新技术、新事物。

20世纪末计算机、互联网技术刚起步时，他就预料到，这一趋势将为医学事业带来颠覆性的变革。大学毕业时，医院引进了第一台康柏386计算机，他开始着手自学开发信息管理软件和医学临床数据库，有了全自动数据库后，患者来医院体检、就诊、住院的效率大大提高，所有医疗和研究数据也能归档得井井有条。

初次尝试了创新科技带来的便利，邹和建倍感欣喜和鼓舞，此后一直乐此不疲地钻研新的网络和媒体技术。新媒体时代到来，邹和建是最早一批开展医学信息科普的医疗人士，并亲自运营了医院的多个公众号；而到了短视频时代，他又学习起网络直播。他敏锐看到新媒体对医疗行业交流、医院科室建设的重要性，早在五六年前，会议直播尚未普及的时候，他就在组织的学术大会开展现场直播，让更多医生远程了解最新的学术观点。

这不仅是对新技术的好奇，更源于身为一名医者的使命感。例如，在公众健康科普上，他认为，这对医生同样十分重要，老百姓懂得越多医学知识，与医生的配合就越为默契，医患关系则会更融合，真正做到"以患者为中心"，把健康福祉带给他们。

每到"420全民关注痛风日"，邹和建教授都会通过文章、直播等形式，向公众传递出前沿、接地气的医学知识。他曾担任微电影编剧，钻研起影片剪辑技术，筹措经费拍摄短视频，为患者提供最新、最快的医学用药和临床研究科普知识。

2023年2月，由他亲自担任编剧和出品人的微电影《悔》发布，以故事呈现痛风治疗的规律及误区，他说："每一处细节都来自临床诊疗的真实经历，希望帮助更多人在痛风诊疗中少走弯路。"

最后，笔者问邹教授，什么是您孜孜不倦学习、工作，为患者服务的动力？他笑着说："作为临床大夫，首先要树立远大的目标，付出不亚于任何人的努力，不计较个人得失，不断提高患者生命质量；而当我将个人兴趣爱好与医院业务相结合并取得新突破时，不论是工作内的付出，还是业余时间的探索，都自然而然变成了我的责任与使命。"

赵重波教授：
秉持以患者为中心理念，深化临床研究人文关怀

赵重波教授总结与受试者的关系为"RELIEF"，R-respect代表尊重，E-education代表使受试者受到教育，L-leading代表引导受试者。其中，I-inform（告知）和E-empathy（共情）很重要，这是连接受试者和PI之间良好关系的重要基石。

撰文｜毛冬蕾

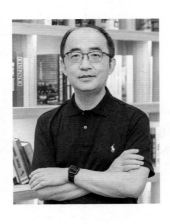

赵重波教授

复旦大学附属华山医院神经内科主任医师、中华医学会神经病学分会委员兼神经肌肉病学组副组长及中国罕见病联盟神经系统罕见病专委会副主任委员，聚焦重症肌无力的新药临床研究

1997年，赵重波还是原上海医科大学（现复旦大学上海医学院）四年级在校生的时候，参加了由华山医院抗生素研究所牵头的国内第一个罗红霉素仿制药的Ⅰ期临床试验。通过该试验，他初步了

解了GCP的理念、研究者的责任等，在随后的工作中，他在自己感兴趣的重症肌无力专病道路上积极参与并牵头了多项药物临床试验。

经历了临床试验在我国从无到有再到好的发展历程，如今，这位国内神经科领域知名的主要研究者（PI）积累了丰富的临床试验经验。说起多年来接触的患者/受试者，赵重波教授饱含感情，"受试者在临床试验中的重要性毋庸置疑，他们大多具有奉献精神，我们应对其抱持多一份敬意和关爱。"

研究者与受试者共建良好关系

赵重波教授认为，"以患者为中心"是医生最基本的职责，也是临床医疗入门的基本准则。因此，各国药品监管部门包括国家药监局药品审评中心把"以患者为中心"引入到临床试验是新药研发理念进步的体现。他说，这一理念是多维度的，包括试验的获益风险评估、试验设计及试验操作等各方面，"CDE的指南十分全面并且具有指导意义。"赵重波教授说。

对PI而言，开展临床试验首先不是考虑验证一个药物的作用机制、疗效或发很好的文章，而要以受试者安全为第一位。因为受试者需要承担很大风险，他们是第一个吃螃蟹的人。只有很好的保护受试者才能让他们心无旁骛投入到临床试验当中，并推动新药研发进展。

赵重波教授特别谈到一点——研究者和受试者

如何融洽相处。"研究者和受试者的关系较复杂，充斥着医学、科学、伦理学和各种社会及人性问题。与受试者接触最多的是研究者，因此研究者要特别重视这一点。研究者要遵循GCP，不能对受试者歪曲、隐瞒重要信息或引导其做出不理性的决定。而对受试者的管理，如招募、知情同意、筛选、入组、采血、用药、临床观察、实验室检查、出组和随访等，既要有统一标准也要有人文关怀。"他说。

为了优化研究者和受试者的关系，让受试者增加对研究人员的信任和对试验的依从性，赵重波教授认为方方面面都需要技巧。如果研究者和研究中心在全国有较高威望和影响力，患者会更认可。一些细节也需注意，对教育程度不同的受试者，在谈知情同意时，要因材施教的把药物基本信息、试验目的、试验过程、试验的风险和获益告知他们，以获取其充分的信任和配合度。

不过，事物都有两面性，有些受试者较难管理，爱钻牛角尖，甚至暴露出负面想法，把病情改善过高的期望值寄托于该临床试验或赚取费用，极个别受试者甚至有欺诈行为，研究人员需要加以甄别并耐心引导。

如何减轻受试者负担、提升受试者体验，CDE的指南中一一详细讲解。而赵重波教授所在复旦大学附属华山医院有哪些具体做法，也深受同行人士关注，对此他也给出了参考。例如，患者如需要空腹来医院参加试验，院方会买好早餐，让患者检查完抽好血以后吃早餐。一些受试者会得到研究者个性化的管理，如添加微信，解答他们的问题。此外，该院还充分考虑受试者实际情况，调整访视时间，优化临床试验流程。这种做法广受受试者好评。

研究者对不良事件的准确把握至关重要。赵教授说，研究中心在承担一个项目之前，需了解该药的临床前数据，药物类型和作用机制；在Ⅰ期临床试验中重点关注安全性，如果是生物制剂，要特别留意过敏反应，如果是静脉注射，要注意注射部位会不会有瘙痒、刺激、损伤等反应。

"有时Ⅰ期临床试验可能没有发生不良反应，Ⅱ期临床试验也没有，但到了Ⅲ期临床试验，可能一下子暴露出各种问题，因此，申办方和研究者一定要把早期研究做扎实。"赵教授说。

他总结与受试者的关系为"RELIEF"，R-respect代表尊重，E-education代表使受试者受到教育，L-leading代表引导受试者。其中，I-inform（告知），E-empathy（共情）很重要，这是连接受试者和PI之间良好关系的重要基石。

神经科疾病临床研究的亮点

作为神经科疾病领域的专家，赵重波教授多年来一直辛勤工作，与团队共同完成了多项研究。对于神经科疾病领域有何亮点的临床研究及中国研究者在该领域所处的地位、阶段，赵教授也发表了自己的看法。

他认为，与百花齐放的肿瘤药物临床试验相比，神经科领域仍较为冷门，以中枢神经系统（CNS）药物为例，该类疾病药物1990年在全部适应症药物占比为11%，到2012年仅为7%。不过，随着CNS领域几个药物获批成为全球热点，越来越多资本和生物技术公司进入这一领域。2010-2019年美国FDA批准的新药中，CNS药物占12%，仅次于肿瘤（25%）和感染（14%）。赵教授认为，作为研究者，这一领域大有所为。

放眼我国，对神经系统疾病/脑科学的关注和临床研究在最近10年开展较多。除了脑血管病以外，多发性硬化症、脊髓肌萎缩症、癫痫领域有越来越多研发者加入其中，但其他神经系统疾病，特别是罕见病的研究相对较逊色，这是因为罕见病药物研发在我国起步晚。

在他印象中，比较深刻的临床试验有诺西那生钠——全球首个用于治疗脊髓性肌肉萎缩症药物，于2016年12月23日首次在美国获批。2019年4月28日，诺西那生钠在中国上市，成为中国首个治疗SMA的药物。该药试验设计纳入的患者在年龄段上是连贯性的，针对新生儿、婴儿、儿童、青少年、成年人，试验覆盖全部年龄段。

另一个脊髓性肌萎缩症治疗药物——口服小分子SMN2基因mRNA剪接修饰剂利司扑兰的试验也让赵教授称赞。2020年2月，研究表明利司扑兰能改善Ⅱ型或不能行走Ⅲ型SMA患者的运动功能，且安全性与以往一致。该药获批的适应症为2月龄及以上患者的脊髓性肌萎缩症。

"SMA这两个治疗药物的临床研究，堪称是经典研究。"赵教授说。

在重症肌无力领域，补体C5抑制剂依库珠单抗也可圈可点。该药Ⅲ期临床试验是重症肌无力治疗历史上第一个被RCT证明有效的药物，具有里程碑式意义，其研究设计是严格的全球多中心RCT。在之前重症肌无力药物的多中心RCT中，Ⅱ期临床试验就可能失败，而这一试验走到了Ⅲ期，最终获得包括NMPA在内的全球多个监管机构批准。

第二个重症肌无力药物是全球首款FcRn拮抗剂艾加莫德，已在海南博鳌乐城国际医疗旅游先行区先行先试使用。该药是全球多中心RCT，其设计严谨，组织良好，获得了积极的结果，同时在重症肌无力的治疗中开启了一种新的治疗理念"周期性使用"——先给受试者使用一个周期后停药，再观察受试者情况，如果病情获得良好控制就不再用药，如果病情反复再启动第二个周期，以此循环周期性给药，就像血液系统肿瘤的治疗，也令他印象深刻。

除此以外，还有奥法妥木单抗用于治疗成人复发型多发性硬化（RMS），在RMS患者中，奥法妥木单抗与特立氟胺头对头进行比较，奥法妥木单抗在降低年复发率（ARR）、抑制MRI病灶活动和延缓残疾恶化方面具有优势，且安全性良好。赵教授对这些研究如数家珍。

他总结说，罕见病药物RCT虽然病例数不多，但所获得的循证医学证据系最高级别，结果较为可信。总而言之，如果要让一个医生觉得试验有价值，其要素在于一是创新，二是组织设计良好，三是该研究最终能满足临床需求。如果仅是市场已有的10个药物中增加1个Me too药，就毫无特色。

赵重波教授所在医院承担了多家国内外生物医药公司的临床试验，其中和铂医药的巴托利单抗Ⅱ期临床试验在2020年只用了9个月完成全部受试者入组。速度快的原因是院方和受试者建立了良好关系。"我院罕见病药物临床试验的入组速度和完成质量在国内名列前茅。"赵重波教授说。

积极借鉴国际临床经验

在神经科疾病领域，脑血管疾病药物的临床研究在国际上达到了并跑甚至领跑水平。赵教授开心的表示，中国有很多高质量的脑血管疾病药物临床试验，并发表在《新英格兰医学杂志》等知名国际期刊，达到国际水平。想要领跑，必须融入世界，向国际学习，建立完善的临床试验质量管理体系。对企业而言，设计出满足患者实际需求药物的创新产品，同时与研究者合作，开展高质量试验才能领跑。

对于未来这一领域的发展趋势，赵重波教授说，脑科学是极其深奥的领域，科学家对人的各种情绪反应、学习、记忆和梦境等均了解有限。目前，科学家集中在大脑神经递质和大脑网络的研究，从而寻找药物靶点开发成药。像经典的抑郁症治疗，从5-羟色胺再摄取抑制剂到去甲肾上腺素再摄取抑制剂等，这一领域的新药越来越多，但都只是沧海一粟。

　　未来赵重波教授十分期待人机结合研究——充分将神经信号和计算机数字信号打通，按照脑机接口的方向发展，在人脑与外部设备间直接建立连接通路以后，计算机接受来自大脑传来的命令，然后向大脑发送信号，令大脑和外部设备间进行双向信息交换，用于包含运动功能和感觉功能在内的神经修复，以人工智能来开发治疗药物。这也是他未来重点的研究方向。

　　赵重波教授多年在神经科疾病领域源源不断的工作动力主要是发自内心的喜欢，就像小朋友打游戏时，为了升级打怪而乐此不疲。说到此，他展现出孩童般天真的一面。每当看到患者的病情有所好转，新药被不断研发出来，大脑多巴胺都会带给他愉悦和快乐的感觉，由此也真心希望自己能长期参与其中，不断造福患者。

LCH和HLH未来临床研究之路

对于朗格罕见细胞组织细胞增生症（LCH），考虑各种危险因素，采取个体化治疗非常重要，目前新版国际诊疗指南建议使用长春花碱和泼尼松12周期的全身系统化疗；而对于噬血细胞综合征（HLH），细胞治疗已成为该疾病的破局关键，包括细胞因子阻断剂、细胞因子信号下游靶点（如Janus激酶）抑制剂等。

撰文｜毛冬蕾

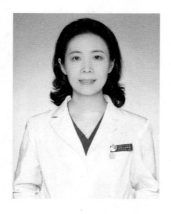

张蕊教授
首都医科大学北京儿童医院血液二科副主任、北京儿童医院组织细胞病专业组组长

首都医科大学附属北京儿童医院的张蕊教授长期致力于儿童血液系统罕见病的诊疗和研究，包括利用基因学检测诊断儿童组织细胞病、朗格汉斯细胞组织细胞增生症（LCH）的微小残留病，监测在

国内外首先倡导儿童噬血细胞综合征（HLH）个体化分层治疗。她在国际上率先开展基于芦可替尼治疗反应的个体化分层方案治疗HLH，使更多HLH患儿避免过度化疗。

作为该领域的知名专家，近日，她向临床研究促进公益基金娓娓道来了LCH和HLH的临床表现、治疗和临床研究进展。

LCH的治疗手段及疗效

LCH是一种多发于幼年儿童罕见的血液系统肿瘤，传统分为3种临床类型，包括莱特勒西韦综合征、汉-薛-柯综合征以及骨嗜酸肉芽肿。LCH以1-4岁发病多见，可限于单个器官病变，也可侵犯身体多个器官，任何骨骼皆可受累，40%-80%的患者发生皮损，且年龄越小累及率越高，大多患者无自觉症状，若上下颌骨破坏可致牙齿脱落，眼眶受累则眼球突出。

张蕊教授说，由于LCH病情轻重悬殊，预后差异大，目前还没有针对LCH的标准治疗方法。"考虑各种危险因素，采取个体化治疗非常重要。"她说。

如果是累及单系统的LCH（SS-LCH），新版国际诊疗指南建议使用长春花碱和泼尼松12周期的全身系统化疗。近期有研究发现，阿糖胞苷是治疗LCH骨病灶最有效、毒性最小的方案。LCH的皮肤病变治疗可根据病变累及程度进行治疗，局部皮质类固醇单独或联合口服抗组胺剂和（或）窄谱紫外线治疗，被认为是最有效的治疗，可作为皮肤LCH治疗的首选。累及2个及以上系统的LCH，目前的治疗方案主要有国际组织细胞协会的LCH-Ⅲ、日本LCH学组的JLSG-96/JLSG-02和欧洲的DAL-HX83/DAL-HX90。

对于难治性LCH的治疗，张教授说，克拉屈滨和氯法拉滨被应用于临床，克拉屈滨单用主要用于一线治疗失败的患者，且联合阿糖胞苷的疗效更好；当克拉屈滨或阿糖胞苷疗效不佳时，可改用氯法拉滨，短期效果良好，且骨髓抑制等毒副作用较小。对于高危难治性患者，克拉屈滨和阿糖胞苷大剂量应用是目前最为成功的挽救治疗方案。

此外，临床上还运用BRAF抑制剂，如索拉菲尼和威罗菲尼等应用维罗非尼治疗1例Erdhein-Chester病伴LCH皮肤病变的患者，治疗结束后行皮肤活检表明，该患者的皮肤病变很快消失。对于靶向药物，张蕊教授认为，远期疗效仍需要更多大样本、多中心临床治疗的试验证据。

国内最大队列LCH研究

北京儿童医院自2014年开始实施BCH-LCH 2014方案治疗LCH患儿，从2014年1月至2018年6月，该院共入组治疗449例新发LCH患儿。该方案一线治疗采用标准的长春地辛加类固醇激素联合疗法，二线治疗则采用了小剂量阿糖胞苷联合克拉屈滨、长春地辛、地塞米松的治疗，既减少了大剂量阿糖胞苷的毒副作用，又避免了治疗不足。

该项研究在《美国血液学杂志》以题为 *Clinical outcomes and prognostic risk factors of Langerhans cell histiocytosis in children: Results from the BCH-LCH 2014 protocol study* 发表，这一研究是目前国内已知样本量最大的有关儿童朗格汉斯组织细胞病的前瞻性队列研究。

该研究结果证明，5年总生存率达98.2%，5年无进展生存率和复发率分别为54.6%和29.9%。采用一线治疗的402例患儿，5年OS达到99.2%。二线治疗的139名患儿中，采用包含克拉屈滨、阿糖胞苷、长春地辛、地塞米松四药联合方案的患儿其预后明显优于三药方案组患儿，显著提高了儿童LCH的预后。这项基于大队列的前瞻性研究为进一步优化LCH治疗策略、改善预后提供了非常有价值的参考。

在这一临床研究中，有一名小患者令张蕊教授非常难忘。一例15岁女性患者，在维持化疗期间出现多系统LCH，化疗好转后又发生病情进展，且对二线化疗耐药。由于患者存在KRAS基因的 c.G35A（p.G12D）突变，加用曲美替尼靶向治疗，效果显著，治疗一周达部分缓解。但治疗3个月后再次出现颈部淋巴结肿大，病理诊断为LCH，7天内患者病情急速进展，最终死亡。

谈到这里，她无不遗憾地说，LCH的特点是极易复发，复发率为30%~40%，有些患者甚至复发多次。要攻克复发与耐药，新药开发人员和医务工作者任重道远。

另一位患者是一位六年级的学生，正面临关键的初中升学。她接受了二线化疗和靶向治疗之后，积极勇敢的参加了临床试验。由于试验对疗效的评估较为严格，必须要按照方案实施开展PET-CT评估病灶，所产生的医疗辐射会对受试者造成一定伤害，这令家长犹豫不决。

此外，受试者每个月都要到医院参加试验用药和随访，和受试者的上学时间有很大冲突，虽然如此，该名受试者仍努力争取进入临床试验，既保证学业也保证了治疗，这令张蕊教授备受感动。"每个临床试验和新药上市的背后，都是受试者和家庭的无限付出。"

HLH的主要治疗手段

张蕊教授从事的另一个研究领域是噬血细胞综合征（HLH）。谈及HLH，大家总是闻之而色变，该病的5年生存率往往只有50%。"未经治疗的活动性家族性HLH患者的生存期大约只有2个月；儿科、呼吸科、感染病科、风湿科、血液科等科室都能遇到。"张蕊教授说。

HLH被认为是一种单核巨噬系统反应性增生的组织细胞病，主要是由于细胞毒杀伤细胞（CTL）及NK细胞功能缺陷导致抗原清除障碍，产生大量炎症细胞因子而导致的一组临床综合征。噬血细胞综合征主要表现为发热、脾大、全血细胞减少、高甘油三酯、低纤维蛋白原，并可在骨髓、脾脏或淋巴结活检中发现噬血现象。HLH又分为原发性HLH和继发性HLH，常常合并有感染、出血、心功能衰竭、多脏器的受累。

目前HLH的主要药物治疗手段包括一线治疗。如糖皮质激素、依托泊苷（etoposide，VP-16）、环孢素和静脉免疫球蛋白等免疫调节剂。张教授也提醒道，多达30%的患者对一线治疗无应答而需要其他方案，包括其他免疫抑制剂、化疗和生物制剂等；其次是挽救治疗。初始诱导治疗后2周应进行疗效评估，未能达到部分应答（PR）及以上疗效的难治性HLH患者建议尽早接受挽救治疗。

在一线治疗中，比较常用的还有一种由脂质体多柔比星、依托泊苷和甲泼尼龙组成的联合治疗方案，成人难治性HLH总应答率达到76.2%。其他常用的药物包括一种JAK1/2抑制剂芦可替尼（ruxolitinib）、一种干扰素（IFN）-γ依帕伐单抗（emapalumab）以及其他为细胞因子靶向治疗及免疫治疗，例如CD52单抗（阿伦单抗）和IL-1受体拮抗剂（阿那白滞素）等。可根据医师经验及患者状况进行个体化选择。如果一线治疗效果不佳，可以采取维持治疗。常用的药物包括依托泊苷联合地塞米松，以最小的治疗强度防止HLH复发。

细胞治疗在HLH的治疗前景

近年来，细胞治疗已经是HLH领域的破局关键。通过阐明细胞因子在HLH中的关键作用，目前已有了全新的靶向细胞因子治疗药物，这些治疗包括细胞因子阻断剂、细胞因子信号下游靶点（如Janus激酶）抑制剂等。

张蕊教授介绍说，加深理解细胞因子在HLH诊断和预后提示中的作用，有利于扩宽研究思路，寻找治疗方向，改善HLH患者预后。她介绍了具体靶点和研究进展。

首先是IL-2。这是一种T细胞自分泌生长因子。已有研究表明，限制CD8+T细胞IL-2的耗尽能恢复Treg细胞数量，抑制炎症状态，延长生存期，这或许能用在HLH患者的临床治疗。一项针对基因多态性分型检测的研究表明，IL-2在HLH的鉴别、预后方面具有潜在临床价值。

第二是IL-6。IL-6主要来源于单核巨噬细胞，可以通过调节促炎和抗炎作用控制炎症反应。一种IL-6抑制剂Tocilizumab通过阻断IL-6介导的信号传导来治疗HLH，在继发性噬血细胞综合征（sHLH）的治疗上发挥着作用，由此证明了IL-6的相关研究能为改善HLH的治疗效果及预后提供新途径。

第三是IL-10。IL-10是一种来源广泛的细胞因子，既有免疫刺激作用又有免疫抑制作用。IL-10也可直接作用于T细胞，抑制其增殖和细胞因子

（如IL-1β、IL-6、IL-8、趋化因子等）的产生来达到抑制免疫、保护组织的作用。IL-10对其他细胞因子的影响不可忽视，探索细胞因子间相互联系对HLH的作用可能为HLH的治疗提供新思路。

此外，还有IL-18、IL-33、IL-33、IFN-γ、TNF等靶点抑制剂药物，相应的研究充分说明，有助于解决HLH临床诊断困难问题，成为提高HLH患者预后的一种潜在治疗策略。

恪尽职守乐作儿科医生二十载

张蕊教授所在国家儿童医学中心、首都医科大学附属北京儿童医院，其前身是我国现代儿科学奠基人诸福棠院士于1942年创办的北平私立儿童医院，是我国规模最大的综合型三级甲等儿科医院，集医疗、科研、教学、保健于一体，也是科技部认定的儿童重大疾病国际科技合作基地。该院设有疑难罕见病例会诊中心和远程会诊中心，在儿科疑难重症疾病的诊断治疗水平居国内领先地位。

2021年3月，北京儿童医院罕见病中心成立，作为我国儿童疑难杂症和罕见病诊治的国家级医疗机构，对各种儿科罕见病患儿进行MDT（多学科诊疗）会诊，制定个体化的治疗方案。成立至今，已为200余位患儿进行了MDT会诊。该罕见病中心建设将研究探索更多诊疗、康复技术和新药IIT，为更多的罕见病患者带来希望。

张蕊教授自2001年来到医院，恪尽职守，一干就是二十余年。从2012年起，她担任中心组织细胞病组专业组长，承担LCH和HLH的诊断、治疗及科研工作，建立了中国儿童HLH及LCH的规范化诊断、治疗和长期随访方案。

当笔者问到，为什么选择从事儿科工作，张蕊教授笑着说，这与她第一个实习医院的科室有关。20世纪90年代，张蕊从首都医科大学毕业以后来到北京儿童医院病房实习，接触了不少的血液病患儿，那些遭受病痛折磨的患儿经历的痛苦刺痛了她。"我真心希望能帮助这些天真烂漫的孩子，为他们多争取治疗机会。"因此，她义无反顾选择儿科医生这一条职业道路。

此后，张蕊教授专注于噬血细胞性淋巴组织细胞增生症等疾病的研究，并感受到这些研究对社会和患者的巨大价值。"当面对一些病情危重的孩子时，通过我们的治疗，他们能够奇迹般地康复，这让我倍感欣慰。家长们会由衷地表达他们的感激之情，而我们的声誉也吸引了众多患者从全国各地前来求诊。这种信任和期望，让我更坚定了继续深入研究的决心。"她说。

张蕊教授最后衷心希望，国家能在科研、用药、市场准入方面给予罕见病更多政策支持；未来有更多临床医生选择从事罕见病医学工作，提高我国罕见病诊疗和救治水平，不让罕见病孩子被一再误诊，走向绝望；希望更多志愿者科普儿童罕见病知识，让全社会认识罕见病、关注罕见病；作为研究者，她呼吁更多药厂投身儿科罕见病药物临床研究，进一步提高罕见病药物的研发水平。

"每当看到一个个心碎的家庭看到曙光，一颗颗受伤的心灵得到安抚，都让我倍受鼓舞，这也是工作的意义和动力所在。"张蕊教授说。

受试者故事

渐冻症斗士蔡磊：
人固有一死，或重于泰山

"生命或许脆弱，但我们的意志可以无比坚韧。只要我们相信，就没有什么能够阻挡我们前进的步伐。"

"生命的意义不在于长短，而在于我们如何度过每一天。即使每一天都充满挑战，我也要让它变得有意义。"

"我的身体虽然渐冻，但我的灵魂永远热烈。我相信，只要心中有光，黑暗就无法将我吞噬。"

——《相信》蔡磊著

撰文 | 毛冬蕾

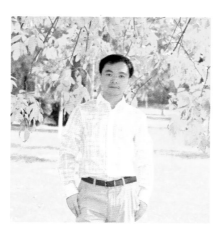

患病前年轻的蔡磊
意气风发

43岁的蔡磊身上有一连串代表成功的标签：京东集团副总裁、大象慧云、益世商服、云京科技、爱斯康医疗、破冰驿站直播电商等组织机构的创始人和负责人、"互联网+财税"联盟会长，涉足领域包括财资金融、信息科技、医疗健康、电商直播、投资基金、公益慈善等。此外，他还是我国电子发票的缔造者和推动者，也是清华大学和北京大学等高校的讲师和研究生导师。

勤奋、进取、创新、不断攀升事业高峰是每一位认识蔡磊的人对他持有的印象。

不过，他现在最广为人知的身份是渐冻症抗争者。自患病以来，他的生命目标发生了转向：他用多年来积累的社会资源推动科学家和药企研发渐冻症药物；他集结了中国最顶级的运动神经元病专家建立了罕见病科研数据平台；他筹集资金支持科学家团队、科研机构做研发；他搭建了动物实验室，并多次"以身试药，尝遍百草"；他还成立数个罕见病公益基金开展科研……所有这一切，都是为了全力助推渐冻症药物的研发。用他的话来说是"打完生命最后一发子弹"。

最近两年期间，我分别多次拜访这位伟大的渐冻症斗士。谈话中，蔡磊的声音嘶哑，疾病已影响了喉咙发音，他说一会儿话就会非常疲惫，但他一直坚持着，还不时发出爽朗的笑声，我也深受感染。

当渐冻症袭来

这一切都要从他患病开始说起。2019年9月30日，在北京大学第三医院确诊患了渐冻症时，蔡磊

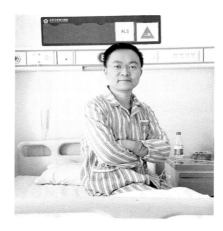

住院期间的蔡磊积极乐观

还有约了一位客户谈事儿，噩耗袭来，他坚持看完病打车去见客户，之后冷静的跟对方说："我得绝症了，后续工作不一定能顶上"。这种极度的冷静和理智或许是蔡磊多年职业经历使然。他也从互联网"大佬"——京东集团副总裁骤然转变成一名不治之症的患者（编者注：渐冻症至今治愈率为0），他的生命开始进入倒计时。得病后，蔡磊将微信头像改为孙悟空。他希望自己能像齐天大圣顽强作战，纵使不敌也绝不屈服，战到最后。

渐冻症是一种罕见的神经系统退行性病变，致病原因不明，至今不能治愈也无法阻拦病情的发展，致残率100%，5年死亡率为95%以上。人在患病后2～5年内会出现不能吃饭喝水不能走路不能坐立直至躺在床上无法起身，除了能眨眼睛意识清醒，再到最后失去了所有能力而生命消逝。

在该领域，近200年没有任何有效的药物突

渐冻症斗士蔡磊：人固有一死，或重于泰山

破，患者头脑清醒眼睁睁看着自己死去，这是这个病最残酷的地方。虽然渐冻症是罕见病，但全球估计有50万人受到该病的折磨，渐冻症在全球范围内患病率约为4.5/10万，我国约有10万渐冻症患者，这个数字还在逐年增长。

以新模式挑战科研

目前国际上通过批准的渐冻症药物包括Radicava（依达拉奉）、Rilutek（利鲁唑）以及2022年9月29日被美国FDA有条件批准的AMX0035，但这些药物在临床上效果微弱。例如，利鲁唑仅能延长长期患者2-3个月的生存期，且有较大不良反应。

蔡磊在住院的时候，看到身边的病人相继瘫痪或离世。而他从小被教育要拼搏奋斗，"我习惯于拼搏与创新，喜欢挑战极限。我的身体比其他病人好，比他们有资源，只要还活着，就应该为这个事业做贡献。放眼全球，世界上多款罕见病药物都是靠患者或患者组织推动的。之前我做过多次国家级创新项目，能不能挑战一下攻克渐冻症？我要自己研制药物救治患者，于是我开始行动。"蔡磊说。

正如当年他推动电子发票的发展在我国财经界犹如石破天惊，此次他向渐冻症吹响号角也引发这一领域学术团体、生物技术公司和媒体舆论的广泛关注。蔡磊正在尝试用互联网的思维和商业模式的力量在资金筹措、团队组建及研发流程上去颠覆，去挑战渐冻症药物传统的研发模式，并快速探索出治疗方法。

艰难的融资过程

然而，想要研发药物，巨大的资金从哪里来？研发人员从哪里招聘？蔡磊像一位制药公司的创业者开始思考这些事情。

人类过去用于重大神经系统疾病投入的资金已超过10000亿美金，但成功率不到1%。基于之前的财务积累，他把上千万元的积蓄投入到科研，同时他还带病四处融资、联络药物专家、写业务BP、谈融资……无数细节令他每天都工作到深夜。

由于疾病，他的双手和双臂已经几乎完全丧失了功能，手指甚至不能触摸手机和打字。不过他仍坚持跟投资人谈投资，希望有更多资金投入他的研究团队，让他的科研计划长远发展。

面对全球经济下滑和资本"寒冬"，他动之以情晓之以理告诉投资人，全世界现存渐冻症患者50万人，年龄以壮年为主，治疗意愿非常强，假设每人花100万元治疗，那就是5000亿元的市场；每年新发渐冻症患者10万人，按每人100万元治疗，即有1000亿元的年新增市场。

作为一个商业运作高手，蔡磊成立了一支医疗投资基金，其中的主要LP基本是他朋友圈里的人。他们刚投入该项目时，没有几个人相信能够短期内成功，但仍被他的精神所感动，愿意帮他一把。

抗争之路-蔡磊及其团队致力于攻克罕见病渐冻症

攻克渐冻症

募集资金
利用自身资源或搭建商业模式 最广度的传统中医学和现代

医学的研究系统
与科研机构、投资机构、企业家、媒体、公益
组织及国外的**患者组织广泛合作**
跨度**10年以上**全国范围、在线
纯医学方面进行真实世界研究
合作创立**世界最大的ipsc**
渐冻症药物的筛选平台
推进遗体捐献、搭建最大的**病理科**
研样本库
以小时为单位的极速渐冻症临床**招募和**
药效评价系统平台

设立投资基金、公益基金与
慈善信托并协助科学家和生物科技公司
融资，**推动药物研发管线进展**

动物实验基地
推动药物研发进展及搭建临床前

ALS患者群
链接了世界最大的**ALS患者群**

ALS大数据平台
建立了以患者为中心的360度全生命周期的

ALS药物管线
直接建立多条**ALS药物管线**

组建信念坚定的科研团队

打通药物研发全环节

蔡磊快速招募了将近20位有生物、医学背景的硕士生和博士生，有兼职的患者家属或患者本人。每天，他们查看数百篇与渐冻症及其药物相关的中英文文献，一旦发现蛛丝马迹，就会追踪这些新研究的进展。此外，蔡磊还拜访了很多国内外顶级的神经系统疾病科学家。之后，他发现，不少科学家的研究对治疗渐冻症或许很有帮助，在动物实验或细胞层面已经显效，问题在于进一步研发和转化。

上页图是蔡磊团队致力于攻克渐冻症所开展的工作，他没有时间悲伤，没有时间感慨，他要全力以赴"玩命加快研发"。

从药物研发环节来看，最紧迫的是找到发病机制和药物作用靶点。渐冻症在中国约6%的患者是遗传，找不到基因和靶点，94%是散发。这一疾病是由许多基因之间复杂的相互作用引起，因为只针对一个基因进行研究，之前许多药物研究都失败了。

为了让靶点更精确，蔡磊团队正在与上海中科院合作，利用冷冻电镜在病人的组织样本寻找病理特征，以发现新靶点。他还尝试去邀请一些Biotech公司发现靶点，但大多数公司拒绝了他的请求，因为渐冻症是一个公认的"雷区"，失败率极高。庆幸的是，经过蔡磊两年多的努力，已有多家本土药企和科学家团队与他合作，启动了多条渐冻症药物研发管线。

"我们真的要感谢制药企业，他们冒着研发失败的巨大风险去研发新药。作为患者，要全力参与临床试验，帮助药厂提早把药物研制出来。"

在动物实验环节，蔡磊建立了据他称是国内最大的渐冻症动物实验基地，最多时有1500只渐冻症老鼠模型。动物研究以后，为尽快招募患者开展人体试验，他组建了以小时为单位的急速临床招募平台，通过以患者为中心的"360度全生命周期"的大数据平台，精准地锁定患者。一年多来蔡磊一直坚持"以身试药"，各种在研的国内外药物，干细胞、基因疗法等，他都愿意去尝试。每当他以身试药的时候，他都充满希望。

患者招募是罕见病药物临床试验中最大的问题，在100个报名者中，可能只有不到10个受试者符合标准，有的罕见病临床试验因招不到合适的受试者，最后被迫停止。"国家药监局出台了很多加快创新的政策文件和指南，我希望对我们无药可救的特殊群体，能给予更宽松的审评条件，加快把药物研发推进到临床试验。"他说。目前，通过这个临床招募的数据平台，2个小时可以精准招募到700人。

再往后是药效评价阶段，传统的药效评价需要1个月，蔡磊搭建了以天为单位的药效评价系统，甚至以小时为单位24小时持续不断对患者进行评估评测，评价的工具不仅有国际通用的功能评分量表，还包括其他疾病相引入的其他的评价体系，还包括主观沟通、个人感受等。

2024年2月，国内一家自主创新公司研发的硝酮嗪治疗渐冻症的Ⅱ期临床研究数据公布，在入组的155例患者中，在临床一线药物利鲁唑作为允许使用的合并治疗基础上，硝酮嗪治疗组与安慰剂组（已有标准治疗+安慰剂）相比，尽管硝酮嗪未达到治疗第180天时ALSFRS-R评分相对基线差值组间差异的主要终点，但在核心次要终点指标中，硝酮嗪治疗与安慰剂（标准治疗+安慰剂）相比，显著延缓ALS患者握力下降（$P=0.037$）。

在年龄较小、疾病进展较慢（筛选期3个月内ALSFRS-R评分下降1-2分且年龄小于65岁）的患者亚组中，硝酮嗪疗效更加显著，握力功能改善50%（$P=0.011$）、延髓功能改善65%（$P=0.040$）、呼吸功能改善86%（$P=0.021$）；其中，手部握力是提示ALS疾病进展和患者生活质量

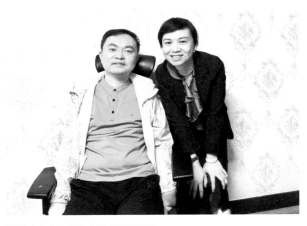

蔡磊（左）与笔者合影 摄影|舒婷

渐冻症斗士蔡磊：人固有一死，或重于泰山

的关键标志之一，而延髓和呼吸功能的改善与ALS患者的生存密切相关。

经朋友介绍，蔡磊和该公司的创始人王玉强见面，两个有着相同志向的人一拍即合，在药理药效探讨、组织Ⅱ期临床试验和受试者入组等方面，蔡磊与王玉强紧密沟通和协作，帮助该公司入组招募了ALS患者。尽管他自己不适用于此方案而遗憾未能入组，"还有更多比我更需要这一新药的患者在等待。"蔡磊说。

蔡磊说，作为难以治愈的罕见病，一旦确诊，患者和家人将承受难以言喻的磨难。即使是美国FDA批准的药物，也依然面临疗效有限、价格昂贵的情况，不仅动辄花费百万，且只能稍微延缓病情，无法带来完全康复，患者们依然面临着生命消逝的残酷现实。

尽管他个人的疾病迅速恶化，但他深知还有更多比他更迫切需要药物的患者。"如果我们只是等着不就没有希望了吗？"蔡磊说，"人们经常觉得随着科技的进步，新药貌似自然而然就会被研发出来，但其实这背后绝离不开人为的推动。研发人员必须与时间赛跑，审评机构也应紧锣密鼓推进进程，每一刻拖延都是患者们难以承受的重负。"

在采访中，王玉强表示："渐冻症作为被誉为攻克难度极高的疾病之一，在全球研发的企业梯队中，中国企业多年来身孤影单。而我们引以为豪的硝酮嗪研发项目，不仅代表着中国创新药崛起的力量，更凝聚了中医中药的智慧与理念。我们希望更多有使命感的企业一起加入罕见病药物研发，共同建立和完善中国罕见病药物研发的生态环境，我们也期待着与大公司展开后续临床开发或销售的合作。"

而蔡磊的主治医生、北京大学第三医院神经科主任樊东升教授说，尽管临床试验初期遇上疫情蔓延，招募过程困难重重，"但我们与11家医院的医生们齐心协力推进研究工作。能够亲眼见证属于中国独有的珍贵药物问世，这份喜悦溢彩心怀。我对所有参与该试验的机构单位表示衷心的感谢！"在Ⅲ期临床试验方案中，研究者们更细致地讨论了入组人群年龄段、临床关键终点与次要终点、量表设计等，并拟与国家药监局药审中心（CDE）沟通交流。

据《每日经济新闻》报道，蔡磊让整个渐冻症的研发进度至少加快了10年。由于蔡磊的奔走呼

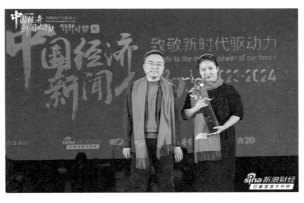

蔡磊获评中国经济新闻人物 图片来源：新浪财经

吁，近年来国内渐冻症药物研发大大加速，目前有7-8款药物即将启动临床研究，未来3-5年，全球范围内可能会陆续出现一些获批新药，其中肯定会有诞生于中国的药物。

根据蔡磊提供的数据，2020年下半年至2023年上半年，中国启动ALS临床管线数量超过27个，ALS临床提速了约20倍。一位资深的神经系统科学家说，蔡磊把渐冻症药物研发的时间向前推动了至少10年。但研究仍任重道远。2024年1月24日，在中国经济新闻人物颁奖盛典上，联合国前秘书长潘基文连线蔡磊表示祝贺，并呼吁国际社会、各国政府、民间机构向战胜罕见病投入更多的力量和资源。

打通医院数据"孤岛"

早前，当蔡磊在一次和医生的交谈中了解到，在其就诊的医院只能查到该院累计3000多病例，更多患者散落在全国各个角落。互联网家出身的蔡磊深知大数据对推动这项事业的重要性，他很清楚足量的病患信息和数据是医疗科研和研发对症药物的基本前提。

于是，他搭建了一个"渐愈互助之家"的患者数据库，希望打通中国医院HIS/LIS系统之间数据孤岛的问题，尤其还包括医院门诊和住院之外的病前和病后全生命周期的医疗数据，令任何医生开展各种与渐冻症有关的研究时，都能自如的调动各种

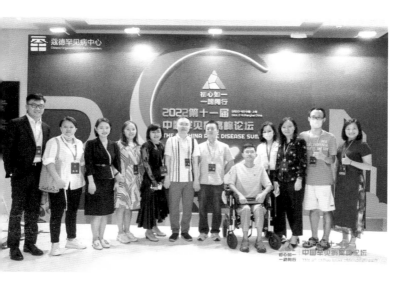

蔡磊（左六）参加2022第十一届中国罕见病高峰论坛，做演讲并与
参会罕见病患者及工作人员合影

数据。在他的推荐和鼓励下，已有数千名渐冻症患
者向平台提供了多方面数据。

2019年11月，国家卫生健康委建立开发的中
国罕见病诊疗服务信息系统正式投入使用。截至
2022年2月，该系统已采集约57万例罕见病患者
信息。

搭建渐冻症组织样本平台

除了药物临床试验外，渐冻症的基础科研也依
然进展缓慢，渐冻症的科研需要大脑和脊髓组织，
为解决这一难题，蔡磊全力推进遗体捐献。他带头

千余人志愿捐献遗体和捐献脑脊髓组织，创建世界最大的渐冻症组织样本科研平台。

蔡磊找到中国器官移植发展基金会理事长赵洪涛，希望能给渐冻症基础科研带来一些帮助，并会号召更多渐冻症患者参与到捐献行动中，并在近期成立了攻克渐冻症慈善信托。

在蔡磊的组织下，已有千余名渐冻症患者及患者家属积极响应——被授予"人民英雄"国家荣誉称号的湖北卫健委副主任渐冻症患者张定宇也是其中一员。在张定宇的眼里，蔡磊有着飞蛾扑火的勇气。

采访到最后，蔡磊希望中国越来越多的病人站出来自救，"我们不能坐以待毙。人类进步的基础是科学进步。我希望有资源、有能力的人去从事科学、支持科学。并不是只有国家才应该推动科学的进步，每个人都可以为此而努力。关注患者，关注科学，就是救自己。"

"人固有一死，或轻于鸿毛或重于泰山。在我离开这个世界之前，我争取把药做出来，没有希望我们创造希望，而希望就在明天！"这是蔡磊留给自己坚定的承诺，并全力以赴为渐冻症战斗到每一分、每一秒。

（本文文字、照片经被访者审核同意发布）

参考文章：林姿辰　每日经济新闻《蔡磊打动了他们，目前有7~8款药物将启动临床研究》

我很"软"，但妈妈说我很坚强

参加完SMA药物临床试验2个多月了，我已经学会了竖头、抬手、抬头等一系列新的技能。我很幸运，爸爸妈妈为我做参加临床试验的选择。

撰文｜复旦儿科SMA研究团队

出生，生病

我是一名出生刚过百天不久的小男孩，我的出生给我的爸爸妈妈带来了前所未有的快乐和幸福。我也很幸运，遇到了他们，大家可以听听我的故事。

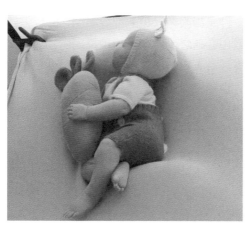

刚刚出生不幸患有脊髓性肌萎缩症的患儿

随着我的呱呱坠地，亲人朋友们都沉浸在无限的欣喜中。当我还没满月的时候，我的爸爸妈妈就发现我的四肢动作越来越少，不会吃手、不会踢腿，哭声也比其他小孩弱一些。于是爸爸妈妈立即带我去省里最好的医院做了检查。检查结果确诊为1型脊髓性肌萎缩症，医生向他们介绍了这个疾病的治疗选择和愈后，他们一时没缓过来，始终不愿相信我生病了。

要不要治，怎么治，去哪里治

医生建议我爸爸妈妈让我要么终身吃药打针，要么放弃我，再要一个孩子……

这无疑对于刚升级做父母的爸爸妈妈来讲，是非常残酷的选择。无论走哪一条路，都要下很大的决心。医生阿姨向他们介绍了国内外已有的治疗药物：一种是口服药，每天都要服用，一旦停药，药物疗效也会随之受影响；一种是鞘内注射药物，虽然不需要每天打，但差不多隔几个月就要去手术室注射，也是终身用药；还有一种是基因药物，打一针就可以，国内还没有获批上市，而且价格很贵，不是一般家庭可以承受的，医生阿姨也建议爸爸妈妈再去大医院咨询一下。

妈妈不想让我一辈子都在打针吃药中度过，爸爸舍不得妈妈十月怀胎孕育生命的付出。他们互相看了一眼，看着刚喝完奶熟睡的我，决定了，给我治疗，不论多难都要治！

于是，妈妈开始上网搜索和SMA有关的新闻、消息，也去各大儿科医院的新闻、公众号里去寻找与SMA治疗有关的信息，期间也加入了SMA的患者组织。

无意间，妈妈翻到一篇复旦大学附属儿科医院正在开展的基因治疗脊髓性肌萎缩症临床研究的消息。对于当时的妈妈来讲，临床研究从未听说过，基因治疗对我的疾病会有什么用，妈妈更不知道。但是她看到这是复旦儿科在进行的临床研究，而且PI还是该院院长王艺教授。看了王艺教授和研究团队的介绍后，妈妈仿佛在黑暗中看到了一束光，毫不犹豫地给招募信息中的朱医生打通了电话。

从朱医生那里，妈妈了解到，基因治疗的原理是从致病基因上下功夫，通过特定的载体将我所缺失的SMN1基因递送到我的身体里，让补充进来的SMN1基因在我身体里发挥作用，源源不断制造SMN蛋白。而且它不会像上述另外两种药物那样，随着时间代谢排出体外药效减弱，需要不断吃药或打针。基因治疗只需要一针，SMN1基因就在我身体内了。

听着太神奇了，妈妈心动了，从根本上来治疗我的疾病，这是多么好的事情啊！但是随之而来的，是妈妈对于临床研究的担心，担心这是一种新药，如果不成功，我怎么办？

对于妈妈的担心，朱医生很理解，也耐心地给妈妈介绍了国外同类基因治疗临床研究的情况。

同时也给妈妈分享了目前这个药物在医院里已经治疗过的几个小朋友用药后的情况。那几个小朋友，用药后都很安全，经过一段时间康复训练后，越来越好，有小朋友能竖头，手脚也可以慢慢运动，有的还能扶坐，而且他们的情况还持续再进步。

踏上基因治疗临床试验之路

听了朱医生的介绍，妈妈和爸爸想既然要治，一次用药的基因治疗，无疑是最好的选择；临床研究，虽然是一个从未接触过的领域，除了治疗免费、检查免费，关键在于还有专业顶尖的研究团队为我保驾护航，临床研究也有国家监管部门层层审批，爸爸妈妈相信，我们国内的药厂自己研发和生产的基因药不会比国外的差。

爸爸妈妈非常坚定，第二天一早，就带我从河南坐高铁到了上海，见到了朱医生。朱医生当面再次向我们详细介绍了EXG001-307这款静脉注射国产基因药目前的研究进展、风险、获益、试验流程等。爸爸妈妈也清楚地知道，如果筛查结果不符合（比如有肺炎等情况），那我还是不能用这个基因药，这也都是为了我的安全着想。筛查第一天，我的胸片检查合格，第四天，我的病毒和抗体检查合格，第七天，我的基因报告终于出来了。

终于在我来到复旦儿科的一周后，让我顺利地注射了基因药物。我本来以为注射基因药会有很特别的感觉，但实际好像跟普通挂点滴差不多。医生护士每天都来看我，给我量体温、做检查，告诉爸爸妈妈预计会有哪些药物反应，以及需要怎么处理。密切观察了7天之后，我就顺利出院了，过程中也没有什么不舒服。

爸爸妈妈也很惊喜。出院前，研究团队的叔叔阿姨们还叮嘱了爸爸妈妈好多事情，每天都需要关注我的体温、喝奶、大小便，还配了一台咳痰机给我，要求他们必需每天给我用咳痰机锻炼一下肺部，接下来定期再来医院复查就可以了。

直到现在，我已用药2个月多了。在康复老师的指导、爸爸妈妈每天的训练下，我已经学会了竖头、抬手、抬头等一系列新的技能。爸爸妈妈很开心，说我每个月的考试分数（评估分数）都在进步。我也很骄傲，因为我有这么爱我的爸爸妈妈，还有这么多关心疼爱我的叔叔阿姨们。我很幸运，爸爸妈妈为我做这个选择，相信也不后悔。

我的感谢和愿望

我很感谢，遇到我的爸爸妈妈；感谢复旦儿科的整个研究团队对我全力的付出和治疗；感谢病友群及患者组织美儿SMA关爱中心在我们迷茫无助的时候给我的爸爸妈妈提供了很多信息和建议；感谢在机缘巧合下遇到你们，我一定会加油的！

我希望罕见病宝宝会越来越少；希望已得罕见病的宝宝都能得到最好的治疗；希望通过我的故事能带给你一点儿鼓励，也给你一些对于临床试验的信心；希望有一天我可以自己走路、上学；希望爸爸妈妈每天都开开心心。

（本文文字、照片经受试者家属审核后发布）

🔊 科普小知识 ——————————————

什么是SMA?

脊髓性肌萎缩症（spinal muscular atrophy，SMA）是导致两岁以下婴幼儿死亡的头号遗传性疾病，是一种常染色体隐性遗传的神经退行性疾病，由SMN1基因突变引起，导致脑干和脊髓运动神经元内运动神经元（survival motor neuron，SMN）蛋白缺乏。常规人群中携带率高（1/40～50），新生儿中发病率高（1/6000～10000），属于对患者生存及健康造成重大威胁的相对常见的罕见病。

SMA的临床表现有哪些?

SMA的临床表现差异较大，根据患者发病年龄和获得的最大运动里程碑，由重到轻分为4型：1型在6个月内发病，始终无法达到独坐的运动功能；2型通常在6～18个月发病，患者具有一系列的运动能力，但始终无法独立行走；3型通常在18个月后发病，患者可以独自站立并行走，但随着病情的发展，可能出现行走困难；4型为成年发病患者，出现无力症状，病情发展非常缓慢。

其中，根据1型SMA的自然史，预期只有约8%的患者能够存活至20个月以上。患儿出生后6个月内出现迅速发展的进行性、对称性四肢无力，头控能力较差，无法达到与发育相对称的运动功能。其典型特征是无法实现无支撑坐立，需要依靠推车或轮椅，吞咽和喂食困难，可能由于误吸（将分泌物或食物吸入肺内）引起窒息，还可能需要借助饲管摄取流质食物来补充营养。多数患儿在2岁内死于呼吸衰竭。

一名白塞病患者参与临床试验的勇敢之旅

作为患者，我们在临床试验中扮演着重要角色，应当充分积极参与临床试验，并为政府、研究中心和药厂的研发人员提供来自一线患者的想法和建议，帮助他们更好的开发药物，加速上市。

撰文｜小草

从曾经的无忧少年到白塞病患者，我的人生似乎在一夜之间发生了翻天覆地的变化。白塞病，也称为口腔溃疡、生殖器溃疡和眼部炎症综合征，是一种少见但影响深远的炎症性疾病。白塞病发病率并不高，多见于地中海沿岸的国家，如中国、朝鲜、日本等。调查证明，各地区的患病率每十万人口大致如下：中国北方110，美国6.6，英国0.6，土耳其北部100-370。由此看来白塞病属于罕见病。

我曾历经反复的口腔溃疡，剧痛让我难以入睡；双脚红斑则影响了我的生活质量和心理状态；长满痘痘的背部也影响了我的自信和社交。虽然目前还会处于口腔溃疡阶段，但已有好一阵子没有就医。但有关注白塞联盟发布的各种科普文章，来填补我的知识空缺。面对着不期而至的症状，这一切都成了我生命的"新常态"。

但是，每个黑暗的隧道尽头，总有一束希望之光。

白塞病治疗的新尝试

我听说了药物临床试验，并了解到一项关于白塞病药物Hemay005片的临床试验。通过部分医生和患者组织（白塞QQ群，白塞微信群）的帮助，我获取了试验信息。尽管了解到临床试验可能伴随一些风险，但我坚信，试验可能会带来最前沿的技术和医药，让自己获益，也让其他白塞病患者在以后有更多的药物选择。虽然这段旅程可能会充满波折，但我决定去迎接这个挑战。因为只有尝试，才有可能找到新的出路。

在试验之前，我和试验主要研究者和研究助理进行了深入的交流。他们用通俗易懂的话语向我解释临床试验的流程、目的以及可能的风险和受益。虽然签署知情同意书的那一刻我心中有些紧张，但我明白这是我对未来的承诺，也是我为自己而战。

试验的开始并不是一帆风顺，但我坚定地走了下去。

在入选前，需要多次去医院抽血检查。好在，一切都符合入组条件。在入选后，我按时服药，记录症状，同时与研究人员保持联系。一开始是一周要随访2次，到后面是一个月随访一次。按时服药、记录症状，与研究者保持联系……这一切都成了我生活中不可或缺的一部分。在这个过程中，我结识了一些像我一样的勇士，我们互相鼓励，一起面对每一个挑战。

很庆幸的事，这药物对我管用。原本一个月就会有2次复发的口腔溃疡，在服药后，半年才会复发一次，而且是极小的那种，背后的痘痘也有了很大的改善。

来自研究人员的关怀与爱

试验期间，我与研究者建立了密切的关系，分享着我的经验和感受。研究人员和医生给予了我无微不至的关怀。他们不仅是我的治疗者，更是我的支持者。每一次的问候、每一次的鼓励，都像是一缕温暖的阳光，驱散了我内心的困惑和恐惧。非常感谢孙逸仙医院医生们的鼓励、支持，让我充满信心。

在我内心深处，有一种坚定的信念：我不是一个人在战斗。参与临床试验的目的不仅仅是为了自己，更是为了所有与我一样面对白塞病的人们。通过我的努力，或许能够为疾病的治疗进步贡献一份微薄的力量。

患者积极参与加速药物上市

我国的药物临床试验还需要政府、医院、药厂和患者组织等多方面进行完善。信息传递应更加透明，让更多患者了解并参与临床试验，同时需要加强患者权益的保护。也非常希望，有更多人认识和知道白塞病患者的不易，在政策上给予更多的支持。

作为患者，我们在临床试验中扮演着重要角色，应当充分积极参与临床试验，并为政府、研究中心和药厂的研发人员提供来自一线患者的想法和建议，帮助他们更好的开发药物，加速上市。

而我所在的患者组织，北京白兰鸽白塞病罕见病关爱中心，是我坚强的后盾。他们不仅在信息传

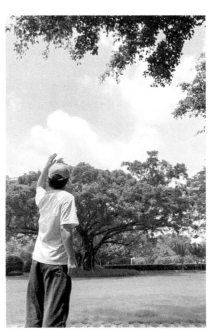

本文作者小草

递上帮助我，更在情感上给予我巨大的支持，也推动了有利于白塞病群体的社会保障相关政策出台。是他们的陪伴，让我在试验的路上始终不孤单。感恩，感谢默默在身后付出的您们。

临床试验，虽然充满了艰辛，但在每一次低谷之后，总会有一丝新的希望。这个旅程不仅是关于疾病的战斗，更是关于自我挑战与成长的历程。

我深知，只要心怀希望，我们就能在暗夜中找到一盏明灯，照亮前行的路途。

加油!

（本文照片经患者同意发表）

🔵 科普小知识

白塞病，也称为贝赫切特综合征，是一种全身性免疫系统疾病，属于血管炎的一种，白塞病具有一定的家族聚集性，可能与遗传因素有关，患者的免疫系统功能异常，可能导致免疫细胞过度活化，攻击自身组织。部分白塞病患者在发病前或发病过程中存在感染，如细菌、病毒感染等，这些感染可能诱发白塞病。其临床表现和发病原因如下：

临床表现

口腔溃疡：这是白塞病最常见的症状，表现为反复发作的口腔溃疡，疼痛明显。

生殖器溃疡：也是白塞病的常见症状，表现为生殖器部位出现溃疡，可伴有疼痛。

皮肤损害：白塞病患者可能出现各种皮肤损害，如结节性红斑、痤疮样皮疹、毛囊炎等。

眼部病变：部分白塞病患者会出现眼部病变，如葡萄膜炎、视网膜血管炎等，严重时可能导致失明。

其他症状：白塞病还可能引起关节疼痛、发热、乏力等全身症状。

满满的海南博鳌同情用药之旅

越来越多罕见病患者逐渐了解新药临床试验和同情用药，并积极参与，满满便是其中的受益者。满满妈妈衷心感谢国家、社会、企业、患者组织给予她和满满的帮助，并希望更多罕见病药物能早日在中国问世，让患者可及。

撰文 | 毛冬蕾

神经纤维瘤病（neurofibromatosis，NF）是常染色体显性遗传病，由于17号和22号染色体基因突变使神经嵴细胞发育异常，从而引起患者多系统损害。根据临床表现和基因定位，分为神经纤维瘤病Ⅰ型（NF1）、Ⅱ型（NF2）以及神经鞘瘤，是一组在皮下或身体其他部位长出很多柔软的肉质神经组织生长物（神经纤维瘤）的遗传性疾病，牛奶咖啡色的平坦斑点通常出现在皮肤上。

"百万分之五"的满满

正是这样一个难以治愈的疾病，武汉一位叫满满的小宝宝不幸被确诊了。2014年，满满4个月大的时候，出现了一系列症状：大小脸、右眼单眼突出、身上出现了许多咖啡斑等，除此之外，他还出现了骨骼异常、缺乏协调力和视力问题。

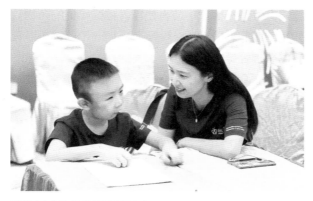

满满（左）和他的妈妈邹杨女士

当年噩耗袭来，满满的妈妈邹杨女士心急如焚，看了一家又一家医院，找了一个又一个名医，经过无数的波折后，最终，2015年满满在北京天坛医院被确诊为神经纤维瘤病。这种罕见病的发病率在我国是百万分之五。不幸的是，满满正是这其中之一。

邹杨原本是武汉市一家大型房地产公司的行政人员，满满生病以后，邹杨便一个人带着满满开始了8年四处求医的生活。不过，始终乐观坚强的邹杨并没有闪现过一丝放弃救治满满的念头，她发誓一定要让儿子活下去。为了治疗，邹杨自学了许多神经纤维瘤病的知识，甚至查阅了国外文献，了解疾病治疗进展和在研新药。

神经纤维瘤病作为一种无法治愈的疾病，并没有单纯治疗神经纤维瘤病的药物，只有对症处理的措施。如给予止疼类药物酮洛酸氨丁三醇胶囊、洛索洛芬等进行治疗，或者是营养神经类型的药物，如甲钴胺、维生素B$_1$，但没有任何一个药物可以有效治愈神经纤维瘤病。

除了药物治疗外，对于引起症状的神经纤维瘤，还可能需要手术或通过激光或电灼去除。如果是癌性肿瘤，则需要化疗。现无有效的治疗方法可阻止神经纤维瘤病的进展或治愈它。

同情用药的定义与标准

幸运的是，国外一家药厂研发的一种药物硫酸氢司美替尼，能抑制促进分裂原活化蛋白激酶1和2（MEK1/2）。MEK1/2蛋白是细胞外信号调节激酶（ERK）通路的上游调节剂。在小鼠模型和临床试验中，该药抑制了ERK磷酸化，并减少了神经纤维瘤的数量、体积和增殖。

2020年4月，美国FDA宣布批准该药用于治疗2岁及以上的NF1儿童患者，这些患者有不能通过手术治疗的有症状的丛状神经纤维瘤。2021年6月欧盟有条件批准司美替尼用于3岁及以上NF1儿童患者的症状性、不可手术性丛状神经纤维瘤。考虑到该药的边际安全性广泛，且种族敏感性较低，在亚洲患者中，国家药监局药品审评中心未对NF1患儿进行该药的剂量调整。2023年9月，司美替尼正式在中国上市。

硫酸氢司美替尼曾在国内开展临床试验，但满满很遗憾未能入组，因此他参加了该公司组织的同情用药项目。

所谓同情用药（Compassionate use）是指在某些特定情况下，允许未经批准的药物在患者中使用的措施。通常情况下，这些患者患有严重、威胁生命的疾病，尚没有其他治疗选择或现有治疗效果不佳。同情用药是一项严格的措施，通常适用于特殊的医疗情况和患者群体。

根据《中华人民共和国药品管理法》第二十三条的规定，我国同情用药至少需要满足以下几项条件：包括适用对象上应仅限于患有"严重危及生命且尚无有效治疗手段的疾病"的患者；同情用药的药物应当"正在开展临床试验"，即该药物已获得我国临床试验审批并已处于临床试验阶段；还应当满足"经医学观察可能获益，并且符合伦理原则"的必要条件。确保药物治疗的潜在风险小于疾病发展所带来的风险，并且同情用药符合临床试验的伦理原则。

"超级医院"开展同情用药

2018年《国务院关于在海南博鳌乐城国际医疗旅游先行区暂时调整实施〈中华人民共和国药品管理法实施条例〉有关规定的决定》发布。2022年3月中旬，海南博鳌超级医院皮肤医学中心特邀中国医科大学附属第一医院高兴华教授领衔的I型神经纤维瘤病（NF1）团队在博鳌超级医院开出中国皮肤科医生的第一张上述药物的处方。此次团队共为4位伴有症状性的不可手术切除的丛状神经纤维瘤的NF1患儿使用了该药。

本次司美替尼的临床治疗是由博鳌超级医院皮肤医学中心特邀中国医科大学附属第一医院高兴华教授团队、跨国大型药企、国内神经纤维瘤病患者组织"泡泡家园神经纤维瘤病关爱中心"协作完成。团队在认真评估了满满用药的紧迫性后，为满满提出了用药申请，并严格遵循相关管理要求伦理审批后使患儿顺利用药。在博鳌乐城申请使用该药以后，满满得到了治疗和随访。

在用药期间，疫情防控期间，公司方面也努力保障不断药，满满得到了博鳌超级医院综合病房、皮肤科、儿科、药房及相关职能科室的关爱和支持。直到最近2022年3月到2023年6月的6次临床药物治疗后，他的肿瘤没有明显增长，也没有继续恶化的表象，这让邹杨如释重负，对满满的未来充满了希望。

邹杨说，过去很多患者不理解临床试验或同情用药，认为自己像小白鼠一样去试药，但是，所有新药都会经过临床前研究，再到科学、严谨的人体临床试验，因此，其安全性和有效性都经过严密监控，加之还有专业研究人员照顾，所以这也是治疗的一线希望。

另外，有国内注册法规专家建议，作为同情用药的实施者，临床医生、研究者和药监部门，需要在用药前充分评估。因为，同情用药和药物临床试验依然是有着本质区别的两种制度，需要有更加审慎的风险防范意识。

为更多患者科普宣传

在治疗的日子里，因为满满的病情在校学习需要有人照顾，邹杨便从房地产行政管理改行做了老师，目前在小学陪读，同时继续备考着中学教学的内容，她把自己的工作、满满的治疗和学习安排得有条不紊！为了让满满不留遗憾，邹杨省吃俭用，曾带满满到我国台湾及韩国、日本去体验这个世界，为他留下美好的人生记忆。

2023年3月15日，8岁半的满满勇敢地出现在了"泡泡家园"的视频号上，这个身高126cm、体重30kg、正在就读小学的小男孩指着自己的面部跟大家做关于神经纤维瘤病的科普，邹杨也希望通过"泡泡家园"的公益组织，把有关NF的前沿医疗资讯分享给更多有需要的人。

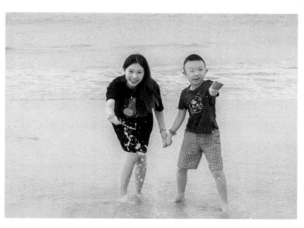

邹杨带满满体验这个世界的美好

邹杨目前是深圳市泡泡家园神经纤维瘤病关爱中心的工作人员，负责联系患者、医疗团队和公众，向社会宣讲神经纤维瘤病，积极配合受试者参加药物临床试验，为医学进步做出贡献。

2023年9月8日，深圳市泡泡家园神经纤维瘤病关爱中心获得第三届金蜗牛奖之罕见病社群贡献奖。该奖项由蔻德罕见病中心在国内首家发起创办。

谈到对神经性纤维瘤病治疗药物的新药研发，邹杨满怀期待。近年来，随着国家药监局出台系列加快罕见疾病药物审评审批的政策及大力推行"以患者为心"的临床试验，投入罕见病药物研发的制药公司越来越多。与此同时，越来越多罕见病患者逐渐了解新药研发，并积极参与。有时候患者还会遇到"一票难求"参加不了临床试验的局面。就在2023年9月1日，硫酸氢司美替尼胶囊正式在中国上市，将为类似满满的神经纤维瘤病患者带来治疗希望。

最后，邹杨衷心感谢国家、社会、企业、患者组织给予她和满满的帮助，并希望更多有效的罕见病药物能早日在中国上市，能让患者可及。未来，她还想带着满满让大家多了解神经纤维瘤病，继续宣传……

（本文文字、照片经被访者审核同意发布）

受试者故事

哪怕是微光，
也是DMD孩子的希望

2020年8月，美国FDA加速批准53外显子跳跃药Viltepso（viltolarsen）用于53外显子突变的杜氏肌营养不良症（DMD）患者。目前该药正在国内开展临床试验，我们希望它能在中国上市，造福DMD患者。

撰文 | 张琴

"小孩走路经常摔跤，以为是缺钙！""肌营养不良？是不是补充营养就好了？"面对罕见病杜氏肌营养不良症（Duchenne Muscular Dystrophy，简称DMD），很多患者家庭和普通人都会有这样的误区。但越深入了解这一疾病，就会越发觉得DMD这个罕见病的残忍。

突降噩耗
阳光开朗小男孩竟是DMD患儿

十二三岁的阳光男孩，在本该欢快奔跑的年纪却只能与轮椅相伴，日复一日，只能在轮椅上感受体内肌肉慢慢消失，力量一点一点丧失，无法行走、无法站立、无法端坐……在30岁，普通人正当壮年、为梦想不懈奋斗的时候，DMD患者却要面对每况愈下的身体机能，不断与死亡做斗争，甚

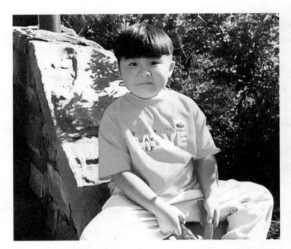

轩轩阳光开朗（照片采用获得监护人以及轩轩本人授权）

至一个小小的咳嗽都有可能结束宝贵的生命。

"2020年12月24日，平安夜，我的孩子被确诊DMD。"家住徐州的轩轩妈妈回忆起孩子刚被确诊的那段时间，还是会觉得被痛苦和黑暗笼罩着。刚开始孩子走路经常摔跤，上下楼梯很不稳，还是家里亲戚提醒轩轩妈妈的。于是，她和孩子爸爸也重视起来了，带着孩子辗转铜山中医院、徐州第二人民医院、南京儿童医院，随后又去了北京和上海。肌电图显示肌源性损伤，基因检测显示外显子缺失，从疑似到确诊，一个月的时间，感觉天都要塌下来了！

无独有偶，远在兰州的子航也是在6岁被确诊的，入学入园没查出来，后来在兰州大学第二医院检查出来的，抽血化验发现肌酸激酶很高，医生就建议他们去北京儿童医院做进一步检查，结果显示是母亲携带，孩子的DMD外显子45-52号缺失。

抱头痛哭之后还是要积极面对，好在孩子心态也不错，一直很积极配合激素和康复治疗，之后每年都在中国人民解放军总医院第三医学中心联合门诊就诊。也是在那里得知了日本新药的Viltralsen-53跳跃药即将在中国开展临床试验招募，于是马上在医院建了档报上了名。"子航妈妈说道。

2020年底，在距离北京2000多公里的广东佛山，言言一家也在经历相同的痛苦。"当时言言马上满3岁，给他报入托时抽血发现转氨酶很高，住院查了肌酸激酶，同步做了基因筛查。经过一个月的煎熬等待，最终孩子还是确诊了DMD这个可怕的罕见病！"言言妈妈说道。基因报告在2021年元旦

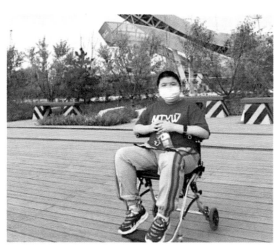

子航乐观坚强（照片采用获得监护人以及子航本人的授权）

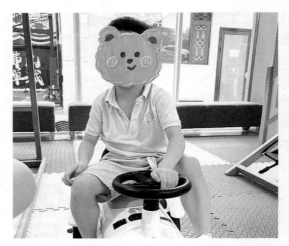

言言活泼好动（照片采用获得监护人以及言言本人的授权）

假期送达，言言一家完全没有了迎接新年的喜悦。

"痛苦难过，形容不出当时的心情，整夜整夜睡不着，看着大龄患者不能走路的视频，觉得人生都没有了希望。可是再怨天尤人也没办法了，还是要收拾好心情，毕竟，我们做父母的，就是孩子的天，这个天，不能塌！"言言妈妈坚强地说。

2021年开春，言言跟着爸爸妈妈先后去了深圳市儿童医院、北京协和医院和中国人民解放军总医院给孩子的治疗寻找方向。"2022年10月，我们在中国人民解放军总医院联合门诊了解到53跳跃药临床试验的消息，吴士文教授提醒我们去深圳儿童医院报名！"从北京回来后，言言一家人又马不停蹄前往深圳儿童医院报名建档，谨遵医嘱，正确服用激素，等待临床筛选。

生活微光
Viltolarsen试验带来希望

"孩子是不幸的，但也是幸运的，我第一次听说53跳跃药是在北京大学第一医院袁云教授那里。"轩轩妈妈表示，之后在患者微信群了解到湖南省儿童医院已经启动患者招募，吴丽文教授团队还发布了问卷调查，了解53跳跃药用药患者群的规模、人数，于是马上填写了信息。

2022年，轩轩8岁了，马上面临的是不能走路，轩轩父母着急的不行，心疼不已，因为DMD患者的肌肉损伤是不可逆的，如果不能行走了，后面哪怕用上了药，也不可能再恢复行走功能。

幸运的是，轩轩妈妈在9月1日接到湖南省儿童医院通知，前往医院做初步筛选。因为担心疫情影响出行，轩轩妈妈和轩轩从那时候就开始住在了长沙，很幸运通过了筛选。2022年7月11日，轩轩正式接受维特拉森第一次给药。之后每周去医院住院治疗两天，注射给药1个小时左右，直至2023年6月8日结束临床试验。

轩轩成功参加临床试验后，就和妈妈长期居住在长沙，爸爸则返回徐州上班。在长沙没用药之前，轩轩妈妈在酒店找了个兼职，后来为了全心全意参加临床试验，照顾孩子，兼职也没做了。

抽血、运动、尿常规检查、心脏彩超……在经过一系列筛查之后，2022年6月，一直在北京等待的子航也接到项目组电话，7月22日可以正式入组用药。

轩轩和子航参加的是53跳跃药Viltolarsen II 期临床试验，II 期临床试验是一项针对8岁以上DMD男童的、为期48周的开放标签、国际多中心临床试验，旨在探究Viltolarsen在研究群体中的疗效、安全性和耐受性。它通过跳过外显子53，能使部分患者DMD基因的移框缺失变为同框缺失，以减轻症状。

　　"参加临床时子航已经12岁了，不能走路，每次去医院用药我都要推轮椅带他去，非常感谢医院的医护工作人员。每次用药安排、上下楼梯等，都给了我们非常大的帮助，让我们觉得非常温暖。"子航妈妈感动地说道。

　　自从参加了53跳跃药Viltolarsen临床试验后，子航和妈妈就长期在北京租房居住，住的离医院比较远，4000多元一个月，每次去医院都需要打车。爸爸为了多赚点钱贴补母子俩在北京的开销，也从兰州申请到分公司陕西榆林上班。"平时不用药的时候，我也会推着子航出去转转，跟其他临床病友聚一聚。日常我也经常研究减脂餐，做给子航吃。子航不能行走运动之后，体重增长的很快，必须要时刻控制体重和饮食，才能减轻对心肺和下肢的压力负担。"子航妈妈说。

　　9月1日，全国中小学开学的日子，三岁半的言言正式入组参加53跳跃药Viltolarsen III 期临床试验，这是随机、双盲、安慰剂对照的多中心临床研究。"虽然不知道孩子是不是分到试验药物，但只要能参加试验，我们就多了一份希望。参加临床试验后如果能对药物后期的上市有帮助，哪怕今年我们用的是安慰剂，也值了！"言言妈妈表示，整个Ⅲ期临床试验一共49周，期间也是每周用药一次，到了一定的周数，需要进行抽血、心脏B超、心电图、尿液采集、运动功能评估等大检。

"我跟他爸爸都有工作，为了保证临床用药，我和爸爸每周四晚下了班就轮流开车前往深圳，有时到深圳已经晚上11点多，周五一早再前往医院办理住院，注射用药。49周风雨无阻。为了能让孩子得到更好的药物治疗，再辛苦都值得！"言言妈妈说。

轩轩妈妈表示，DMD患者的治疗，除了救命的药物，也离不开家庭成员的支持，因为这是一个需要长期甚至终身跟疾病做斗争的艰难过程，家庭其他人尽量多给予帮助。

"轩轩参加完Ⅱ期临床试验后效果挺不错的，上下楼梯表现、身体耐受力和力量都有了很大的提升，走路也不怎么摔跤了。53跳跃药来了，其他药物也不远了，希望其他家庭都能坚持给孩子做好康复，一起等待更多新药的诞生！"

前路迷茫
临床结束到新药上市还需几步

正如一首歌唱到，"时代的一束光，打在人生的海平面上，如同望远镜般，照亮远方的风浪"。的确，Viltolarsen跳跃药的临床试验即将结束，横亘在患者家庭和社会面前的难题却有增无减，药物价格、医保报销、用药便利性、全国各大医院的普及使用等都是摆在他们面前的难题。

但如同凤凰涅槃，向死而生！从跳跃药到温和激素，再到基因治疗药物，从无到有，不断有好消息传来。可以说DMD的攻克已取得了里程碑式的突破。我们有理由相信，时代的这束光，也必将照亮DMD患者的希望之路。

（本文文字、照片经被访者审核同意发表）

ⓘ 科普小知识 ————————

DMD是一种严重的神经肌肉遗传性疾病，一种X染色体连锁隐性遗传病，以神经肌肉退行性病变为特征，因为肌营养不良蛋白基因缺陷变异，导致了肌营养不良蛋白无法正常工作，肌肉出现持续的炎症和纤维化。由于遗传方式的不同大致可分为X染色体隐性遗传的Duchenne型和良性的Becker型。在各型肌营养不良症中，Duchenne型发病率最高，病情也严重，常早年致残并导致死亡，是遗传性肌萎缩症中最有代表性的疾病。

目前，这个毁灭性退行肌肉弱化症影响约3500名男婴中的一人。一般在儿童两岁至三岁时发病，随着病情发展，在十岁以后开始失去独立行走能力，十几岁到二十岁，呼吸和心脏功能开始退行性退化，并最终会因心肺功能衰竭而死亡。针对该病，医学界尚无有效疗法。

牛牛，永不分离的爱

希望通过牛牛的故事，鼓励更多的家庭勇敢面对罕见病，积极参与新药临床试验。他们也希望国内药厂能够认真负责地研发出更多安全有效的药物，为患者带来真正的希望。

撰文｜毛冬蕾

当我在线上与牛牛妈妈交流时，她正忙着照料躺在旁边的牛牛。她亲切地将牛牛抱起来展示给我看，这个虎头虎脑的孩子看到我时，露出了一个甜美的笑容。他看上去与正常的孩子无异，充满了活力和天真。

牛牛妈妈看起来二十岁出头，扎着马尾辫，穿着一件时尚的黑白相间毛衣。在牛牛患病之前，她和她的先生在连云港经营着一家小店，生活过得相当殷实和充实。

牛牛确诊后的艰难时刻

牛牛是一名SMA1型患儿，作为第二个孩子，他的出生给这个家庭带来了沉重的打击。牛牛妈妈怀二胎时，她和爱人都满怀期待和喜悦。他们给孩子取了个可爱的小名——牛牛，希望他健健康康、平平安安地成长。据牛牛妈妈描述，牛牛在出生后的15天内还表现得非常活跃。然而，15天过后，牛牛突然变得不爱动了。一开始，他们并没有太过担心，但满月后，牛牛妈妈决定带他去县医院检查，以确保他的健康状况。经过医生的初步检查，他们被告知牛牛太小，无法做出对他为何不爱动的准确判断。医生的话虽然让他们稍感安心，但牛牛妈妈心中仍然有些疑虑。回家后，妈妈密切观察他的情况，不敢有丝毫的懈怠。一个月后，牛牛还是一动不动的，牛牛妈妈感觉不太对劲，就带着牛牛去市医院。当时也不知道挂什么科室，工作人员让她先看个骨科，结果是骨头没事，最后神经内科的医生检查怀疑是脊髓性肌萎缩症（SMA）。

当时，他们并不了解SMA这种疾病，医生要求牛牛妈妈一周后带孩子来住院做进一步检查。于是，他们怀着忐忑的心情回家了。2021年12月30日早晨，牛牛爸爸妈妈接到了孩子的确诊通知，SMA。视频中的牛牛妈妈忍不住泪水："那一刻，我整个人都是懵的，医生说了什么我根本没听进去，只记得最后那句'回家好好带孩子'。""确诊后的第二天，我们查了很多关于SMA的资料，也有了解这种疾病的朋友劝我们放弃。"牛牛妈妈说。然而，他们并没有放弃的打算。

既然孩子已经来到了这个世界，作为父母，他们就有责任让他活下去！"如果孩子没了，这个家就不再完整。"牛牛妈妈说。2022年1月1日，SMA靶向药诺西那生钠被纳入医保后，首例患儿接受注射的新闻令牛牛爸爸妈妈倍感振奋。"那一刻觉得还有希望。"牛牛妈妈开始深入了解这种药物和SMA。然而，尽管药物价格有所降低，但对于这个家庭来说，仍然是一笔不小的负担。牛牛爸爸坚定地告诉牛牛妈妈："你专心照顾孩子，店铺的事情我来负责。"他决心挑起家庭的重担，让妻子能够全心全意地照顾牛牛。

初遇"美儿"推荐临床试验

之后辗转在苏州和南京的医院看病过程中，牛牛妈妈接到SMA患者组织"美儿SMA关爱中心"的电话。该中心是中国内地第一家专注于SMA领域的非营利组织，为SMA患者群体提供全生命周期的支持与帮助。牛牛妈妈加入以后，经常会收到来自该组织关于SMA的科普资讯和活动邀请。美儿SMA关爱中心的工作人员告诉牛牛妈妈，浙江大学医学院附属儿童医院（以下简称浙大儿院）正在开展一家国内药厂开发的SMA基因治疗药物EXG001-307临床试验。浙大儿院在国内儿科医疗、科研、临床研究、教学、儿童保健领域享有盛名。"当时第一感觉会不会是骗人的？但是看完资料了解情况以后我是心动的，心动是因为有一线希望，终于有人说不用放弃牛牛了，而且终生只用一次药，孩子也少受好多罪，不管结果怎么样，至少还有机会。"牛牛妈妈说。

回家后，牛牛妈妈第二天按照美儿SMA关爱中心提供的招募信息给浙大儿院打去电话，项目的

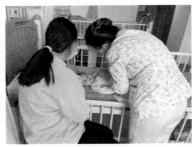
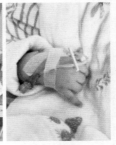

图左为试验给药前，浙大儿院的研究护士为牛牛做检查；图右为给药之后，牛牛小手仿佛比了一个6的样子。（图片由浙大儿院樊文香老师提供，并得到受试者监护人同意）

联络人徐佳露主任详细给她介绍这个药物潜在的治疗效果和风险。她也了解到，基因疗法作为现代医学领域的一大突破，正逐渐展现在治疗罕见病方面的巨大潜力。它通过直接修改人类基因组的疾病相关基因为那些传统治疗方法束手无策的罕见病患者带来了希望。在过去的几年里，基因疗法的进展速度令人瞩目。科学家们已经成功地利用基因编辑技术，如CRISPR-Cas9系统，来纠正许多遗传性疾病的根本原因。这些疾病包括SMA、囊性纤维化、镰状细胞病等。然而，研究人员也告诉牛牛妈妈，基因疗法的安全性和有效性需要经过严格的临床试验。因此，参加临床试验也有一定的风险。

参加临床试验初显效果

经过一系列详尽的检查与筛选，牛牛终于在2022年3月2日作为第一名受试者开始接受治疗，这一消息让全家人都松了一口气。在牛牛治疗期间，浙大儿院的PI舒强教授、李海峰主任和临床试验机构管理办公室主任倪韶青一直密切关注牛牛的病情和治疗进展。在治疗当晚，牛牛妈妈守在他身边，一夜未眠，期间还有研究护士多次前来探望，关心牛牛的状况。

仅一周后，牛牛妈妈就察觉到孩子腿部的运动幅度有所增加。那一刻，她再次流下了感动的泪水，说道："这几个月来，我们经历了太多风风雨雨，现在终于看到了一线希望。"尽管牛牛妈妈心中仍有疑虑，不确定这是药物起效的迹象还是仅仅是错觉，但她决定通过观察和记录来寻找答案。她开始拍摄视频，记录牛牛的每一个细微变化，希望能从中捕捉到药物效果的迹象。

牛牛妈妈逐渐发现牛牛的声音变得更加洪亮，个性也变得更加活泼。他的腿部开始有了微弱的活动，胳膊的活动范围也在逐渐扩大，甚至开始尝试吃手。这些对于普通孩子来说可能只是简单的日常活动，但对于SMA1型患者牛牛来说，却是巨大的进步。

期盼更多安全有效药物问世

"我从来不敢幻想牛牛能像其他孩子一样奔跑跳跃，只要他能坐起来，头部能够直立，我就会感到无比的欣慰和开心。"牛牛妈妈在视频中说，脸上露出了灿烂的笑容。在这段艰难的时光里，牛牛一家深切感受到了来自国家、药厂、医院以及患者组织的关心和支持。他们对此表示由衷的感谢，并希望通过牛牛的故事，鼓励更多的家庭勇敢面对罕见病，积极参与新药临床试验。他们也希望国内药厂能够认真负责地研发出更多安全有效的药物，为患者带来真正的希望。同时，他们也理解新药研发是一个漫长而复杂的过程，需要科研、医学和监管者的共同努力。因此，患者和家属需要保持耐心和信心，相信最终会有一款好药问世。

最后，牛牛妈妈再次向浙大儿院的医生护士们和所有关心他们的人表达了深深的感激之情："谢谢你们无微不至的照顾，真心感谢大家！"

（本文文字、照片经被访者审核同意发表）

如果能用上一次拉罗尼酶，
我将终生无憾

感谢研制拉罗尼酶的科研人员以及为了这款药物进入中国而努力的人们，感谢给予我参与临床试验的机会。我活着就是为了这个病，希望有朝一日药品可以进入医保，让我的未来也能获得保障！"笑笑笑着如是说。

撰文｜蔻德罕见病中心　和星星

因为笑着被护士抱出产房，父母给她取名"笑笑"，寓意乐观开朗。但随着笑笑渐渐长大，父母

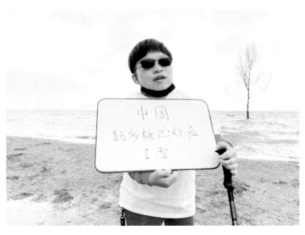

"盼了29年的药，终于在我体内验证效果了。我仿佛被松绑了一般，终于能睡个好觉了"——张笑

发现了她与其他孩子的不同：面中部扁平、鼻梁增宽、头大、前额突出……于是，笑笑一家走上了求医问药之路。

4岁时，笑笑在北京协和医院被确诊为罹患黏多糖贮积症Ⅰ型。这是一种罕见的遗传代谢病，因为患者缺乏降解糖胺聚糖的酶，最终往往会因为严重并发症死亡。受疾病影响，笑笑的发育不及同龄人快。"长不高、蹲不下"，被同龄人说是"矮冬瓜"一直困扰着她。

2004年，10岁的笑笑在学校的机房里，通过互联网了解到一款名为"注射用拉罗尼酶浓溶液"的药品。这是治疗黏多糖贮积症Ⅰ型的特效药（也是迄今唯一一款特效药），在此前的一年刚刚于美国获批。

从此，一颗种子种在了笑笑心里："能不能用上一次特效药？我希望自己能长高，像同学那样在体育课上奔跑。"

发出患者声音，是微光，也是太阳

确诊后，笑笑成了北京协和医院的"常客"，每次到医院，熟悉她的医护人员都亲切和她打招呼，"笑笑来啦"。虽然没有特效药，但是得益于在北京协和医院的规范治疗，笑笑的身体状况比有些患者要好一些。

负责接诊的医护人员都感慨："（年龄）这么大的黏多糖病人，智力还这么好，真是难得。"黏多糖贮积症Ⅰ型患者常于2～5岁出现心脏瓣膜增厚、心肌病或充血性心力衰竭。5岁出现肝脾大。不少患者在婴幼儿时期便"不在了"。

即便如此，疾病所产生的受累仍然在笑笑这个只有1.3米的身体里发酵。现年30岁的笑笑身上有明显的疾病特征，面中部变扁、鼻梁增宽、角膜混浊、头大、前额突出、关节僵硬、肝脏肥大、脑积水、眼压高……

笑笑迫切地希望用上注射用拉罗尼酶浓溶液。近年来国家对罕见病的大力支持，给了她希望。

2015年，在由蔻德罕见病中心（CORD）主办的"2015第四届中国罕见病高峰论坛"上，注射用拉罗尼酶浓溶液的企业方工作人员联系上了参会的笑笑。笑笑很开心，能跟企业建立联系，她觉得这样能让她离用药更近一些。

2018年，药品审评中心在官网上发布了《关于征求境外已上市临床急需新药名单意见的通知》对48个境外已上市临床急需新药名单征求意见，笑笑联合患者和家属给药品审评中心发送邮件，希望能推动注射用拉罗尼酶浓溶液在中国上市。

2019年3月28日，药品审评中心发布《关于第二批临床急需境外新药的公示》通知，遴选出30个境外上市的临床急需境外新药名单，注射用拉罗尼酶浓溶液位列第五。

笑笑随即邮寄了两封挂号信，分别写给国家药品监督管理局焦红局长和赛诺菲中国区总裁贺恩霆博士，询问特效药何时能完成审批注册，何时能在中国上市？

2020年6月，注射用拉罗尼酶浓溶液在中国获批上市，笑笑终于等来了特效药，但高达百万元的年治疗费用，她用不起。于是，她又写信给国家医保局，希望"药有所保"，早日用上特效药。

每一个为了用药而发出的声音，既是微光，也是太阳。

2021年，微博上的一封私信，为笑笑的用药提供了一个机会。

临床试验，宝贵的用药机会、迎来"松绑"

"我打开微博私信，企业负责临床试验的工作人员告诉我有一个临床试验招募的项目，问我是否愿意参加。"看到有机会用上期盼多年的注射用拉罗尼酶浓溶液，笑笑毫不犹豫地答应了此次临床试验的邀约。

此前不是不知道临床试验的潜在风险。

由于注射用拉罗尼酶浓溶液需要终身用药，但临床试验的用药周期仅半年，出组后笑笑依然面临"无药可用"的窘迫。她担心"断药后身体可能会更糟"。不过，担心抵不过信心，"我从10岁开始就期待用上注射用拉罗尼酶浓溶液，盼了20年，终于能在体内验证效果了。决定要参与临床试验，风险不重要！"笑笑坚定地说。

2021年，提交了确诊证明、检查证明、身体情况、既往医疗史（包括用药和手术情况）以及个人视频等入组基本信息后，笑笑开始了入组前的等待。期间，笑笑还因为不小心摔了一跤，而一度要靠轮椅出行。

2022年下半年，笑笑终于等来了入组消息。当年11月25日，提前到北京做了入组前最后一轮的身体检查并签署知情同意书后，笑笑于12月8日开始了为期26周，每周1次用药的临床试验。

用药方式很简单。根据体重不同，药品加入氯化钠注射液稀释后，以静脉滴注的方式给药，"酶"慢慢地输入到笑笑体内。一次输酶持续5～6小时，每周1次。

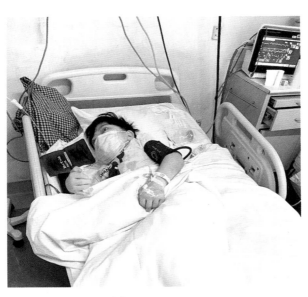

笑笑参加临床试验接受给药

"我觉得身体有一种'松绑'的感觉。"笑笑兴奋地表示，之前因为疾病带来的负累，她常常出现全身肌肉紧绷、身体痛、关节僵硬等症状，"很难受，没法形容，根本睡不好觉。"笑笑介绍，在首次"输酶"后，她终于可以平平整整地躺在床上，再也没有被铁索绑着的感觉了。"连护士都说'笑笑现在睡眠质量老好了'。"

随着临床试验后逐步用药，笑笑的身体有了更明显的变化。

2021年，她右膝关节曾不小心别了一下，导致站立困难，腿部一发力就会痛。用药后，腿部不舒服的症状有了明显改善。此外，受疾病影响，她还存在肝脏肥大、眼角膜浑浊、眼压高等问题，"用药以后，眼睛亮了，现在眼压也逐步平稳，而且我的精力、体能等都有改善。"笑笑回忆道。

令人庆幸的是，原来担心的断药后的身体负累暂时还不明显。

"感谢研制拉罗尼酶的科研人员以及为了这款药物进入中国而努力的人们，感谢给予我参与临床试验的机会。我活着就是为了这个病，希望有朝一日药品可以进入医保，让我的未来也能获得保障！"笑笑笑着如是说。

（本文文字、照片经被访者审核同意发表）

　　黏多糖贮积症（mucopolysaccharidosis，MPS）是一组复杂的、进行性多系统受累的溶酶体病，由于降解糖胺聚糖（亦称酸性黏多糖，glycosaminoglycan，GAGs）的酶缺乏所致。不能完全降解的黏多糖在溶酶体中贮积，会造成面容异常、神经系统受累、骨骼畸形、肝脾增大、心脏病变、角膜浑浊等。

　　MPS一共分为7型，涉及11个基因编码的11种溶酶体酶，除MPS Ⅱ型为X连锁遗传外，其余皆属常染色体隐性遗传。据了解，MPS患病率约为1/100000，亚洲人群中MPS Ⅱ型患者最多，但尚缺乏大样本流行病学数据。

再来一次，我将毫不犹豫地
继续参加临床试验

　　"任何药都会有一定的副作用，这是难以避免的。只要能够坚持，我就会一直坚持下去"。虽然参加试验的过程充满了抗争与艰辛，余姐却一直保持着坚定的信念和积极的态度。

撰文 | 余婵

　　2006年，26岁的余姐已经数不清是第几次发烧了。反复的发烧和吃药，仿佛已成为她生活的一部分。

　　彼时年轻而健康的她，从未想过，自己会患上一种前所未闻的疾病。

未知与已知

　　1980年，余姐出生在安徽阜阳。简单而平静的成长岁月，让她充满了对生活的热爱和憧憬。即使是26岁那年出现了短期内高烧不退的症状，她也乐观地认为，这只是普通的发热而已，并没有太过在意。

　　然而，频繁的高烧，让她时常感到疲惫无力，并逐渐影响到她正常的工作和生活。她开始怀疑自己的健康状况。2007年，余姐在当地医院经过一系列严格、全面的检查。当医生拿着病症报告告诉她，"难以确定具体病因和病情"时，她知道，普通的发热终究成为一颗隐伏的炸弹，潜藏在自己的身体深处，准备随时发出"雷霆一击"。

十几年前，现代医学技术尚未发展到如今的水平。由于缺乏足够的诊断工具和方法，医生们往往无法准确地确定病因和病情。"罕见病"这一名词仿佛夜空中孤单的一颗星星，无人留意，更无从知晓。当时的医生也只能根据余姐的症状和病情，选择让她服用某类激素药，希望以此暂时控制病情。

2014年，历经7年多的病情反复，2500多天的辗转求医和无数次的希望落空，余姐终于在北京协和医院得到了一个确切诊断，系统性硬化症（SSc，也称硬皮病）。即使心里有所准备，但这一陌生的疾病名称，打破了她的平静与淡定。

"医生跟我说硬皮病的时候，我很懵。没想到得的是这种从来没听过的病。"

无计与转机

尽管余姐心中充满了疑惑和抗拒，但她依然无法忽视自己身体的真切变化。确诊后的三四年间，她开始注意到自己越来越容易感到寒冷，手指和足趾等部位开始变得苍白、冰冷，偶尔还会变成紫色、红色，甚至伴随有疼痛和异样感（雷诺现象），这种感觉就像被"冻住"了一样。这些症状让她不得不相信，自己确实患上了"系统性硬化症"。

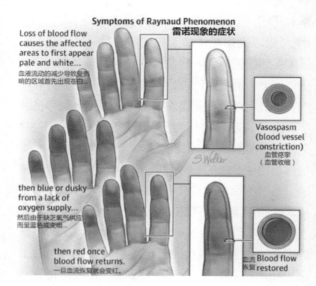

图片来源：知乎

　　多年的求医经历让余姐非常清楚地知道，当时
"系统性硬化症"还没有特效药物。她只能断断续
续地寻求中医治疗，希望能够在传统的医学中找到
一些缓解症状的方法。

　　同时她深切的渴望能够找到一种新的治疗方
法。2017年，她在"成都紫贝壳公益服务中心"
病友群无意间看见了一则消息："试验招募 ‖ 系统
性硬皮病相关间质性肺疾病"，抱着试试新疗法的
心态，她拨通了上面的电话。

　　电话里，临床试验招募工作人员向她介绍了这
项临床试验的目的和入组标准等基本信息。到达指
定的临床研究中心后，余姐了解到，这是一种仍在

研究阶段的试验药物尼达尼布，一种多靶点酪氨酸激酶抑制剂（TKI），靶向作用于酪氨酸激酶受体，具有抗纤维化和抗炎双重功能。厂家正在开展该药的一项双盲、随机、安慰剂对照试验，旨在评估口服尼达尼布治疗至少52周，用于治疗"系统性硬皮病相关间质性肺疾病"（SSc-ILD）患者的有效性和安全性。

研究人员同时告知她参与这项临床试验需要做的检查，以及参加该试验可能带来的风险和受益。研究人员强调，整个临床试验完全尊重个人意愿，她有权利随时选择退出，试验全程是免费的。

余姐深知参与这次临床试验的可贵性，研究人员确认其符合入组条件后，她果断地在知情同意书上签下了自己的名字。

躯体与意志

接下来的日子里，余姐在研究者的指导下，开始了全新的由试验药物带来的潜在治疗方案。这种试验药物就像一把神秘的钥匙，为她开启了一段充满未知的治疗之旅。

按照研究者的要求，余姐在试验的前期阶段，服用药物剂量是150毫克。但有时服用药物后不久，她的身体便产生了不良反应，乏力、腹泻、呕吐等症状接踵而至，甚至没有一丝力气抬头。

最为严重的时候，刚服完药物，她全身的力气被瞬间抽走，连最基本的动作都变得异常困难，身体完全无法动弹。即便是抬手这种轻微的举动，都能引发强烈的呕吐欲望，吐出的东西也只是像沫一样的液体。

每当这种情况发生，余姐就会立即与研究者取得联系。研究人员也会根据她的症状描述，仔细而耐心地评估她的身体状况，并建议她暂停几天用药，以观察身体情况，同时将这些不良反应一一记录下来，客观真实的反应研究药物的疗效与风险。如果停药后感觉有所好转，就可以继续服用药物。但如果症状仍然存在，就会考虑调整药物剂量或治疗方案。

就这样，余姐开始了与这种间歇性的不良反应持续的抗争。一年后，为减轻药物不良反应、确保治疗的安全性，临床试验医生深思熟虑后做出了重要的决定：将试验药物剂量降低至100毫克。减少药物剂量后，余姐的不良反应得到了有效缓解。

整个临床试验，余姐始终按照医嘱服药，并坚持定期到医院进行身体检查，认真向临床试验医生详细报备日常额外服用的药物和数量等信息，以便医生能够更准进行观察和监测，及时了解病情的变化。

虽然治疗过程充满了艰辛，余姐却一直保持着坚定的信念和积极的态度。她说，"任何药都会有一定的副作用，这是难以避免的。但为了参加临床试验，吃药是必须的。只要能够坚持，我就会一直坚持下去"。她深信医生的专业知识和现代医学水平，能够让病情可以得到有效的控制和治疗。

乐观与传递

几个月的治疗和观察，余姐与临床试验的医护人员建立起了深厚的友谊。试验结束后，研究人员通过分析数据发现，她的肺部CT指数和几年前相比，基本没有产生任何的疾病进展，这让大家都非常欣慰。这意味着，余姐的病情没有扩展和恶化，而是得到了有效控制。这种"没有变化"结果，为控制和治疗"系统性硬皮病"（SSc）带来了希望和信心。

尼达尼布完成了在中国的临床研究后，于2020年12月，在中国获批扩展系统性硬化症相关肺纤维化适应症。

当被问到参与临床试验的感受时，余姐坚定地表示："只要符合入选条件，我还是会毫不犹豫地

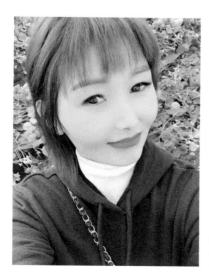

余姐患病后依然笑对人生，积极乐观的投入生活和工作

再来一次，我将毫不犹豫地继续参加临床试验

继续参加！"

令人欣慰的是，经过近年来药物研究发展，临床上出现了一些可以跨适应症领域用于系统性硬化症的新药，包括免疫调节抑制剂、糖皮质激素、利妥昔单抗、甲氨蝶呤、托珠单抗等；用于治疗雷诺症状的钙离子拮抗剂、血管紧张素Ⅱ受体阻断剂、PDE-5抑制剂等。

同时，还有针对系统性硬化症其他症状指端溃疡的PDE5抑制剂、前列腺素类药物、内皮素受体拮抗剂（ERA）类药物，改善肺间质性病变、肺动脉高压（PAH）、硬皮病肾危象以及由SSc胃肠道疾病各种抑制剂。国外药物处在临床研究阶段。

临床试验不仅是一种潜在的治疗方法，更是一种信念和希望的传递，也是人类医学进步的奠基石。它让我们相信，在现代医学不断进步的今天，我们有机会对疾病进行深入的研究，更有能力战胜曾经未知的各种疾病！

（本文文字、照片经被访者审核同意发表）

🔘 科普小知识 ————————————

系统性硬化症（SSc）又称硬皮病，是一种以局限性或弥漫性皮肤增厚和纤维化为特征的全身性自身免疫性疾病。疾病不仅会使患者的容貌发生改变，出现"面具脸"，还可能会累及身体的任何部位，如肌肉、血管和内脏，都可能产生瘢痕及纤维化。

SSc的病因十分复杂，目前认为有环境因素、遗传易感性以及表观遗传学等因素。在世界范围内的患病率为1/10000，女性多见。由于该病发病率低，临床表现复杂多样，有内脏器官受累者预后偏差，因此对该病的诊治充满挑战。

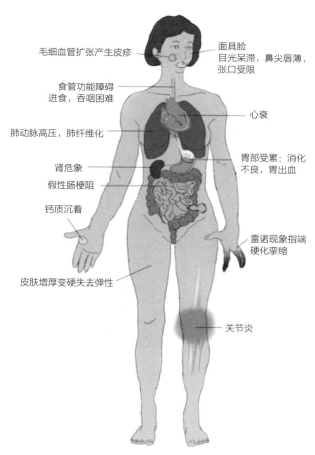

毛细血管扩张产生皮疹

面具脸
目光呆滞，鼻尖唇薄，张口受限

食管功能障碍
进食，吞咽困难

心衰

肺动脉高压，肺纤维化

胃部受累：消化不良，胃出血

肾危象

假性肠梗阻

钙质沉着

雷诺现象指端硬化挛缩

皮肤增厚变硬失去弹性

关节炎

图片来源：成都紫贝壳公益服务中心

一位小胖威利综合征患者的
挑战和希望

"尽管小胖威利综合征的治疗之路漫长而艰辛，但我对医学研究充满希望。在这个艰难的旅程中，我们是一个大家庭，医生、研究人员、患者和家庭一起努力，共同面对挑战。我们不是孤单的，而是在一起，共同战斗。"

撰文｜卢小枚

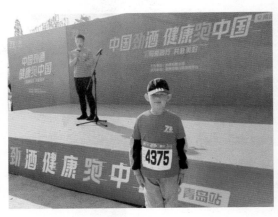

彭嘉锐（左）在郊游和参加健康跑中国
（照片采用获得监护人以及彭嘉锐本人授权）

我是2016年1月出生的"小胖威利综合征"患者彭嘉锐的妈妈。这是我应"中国小胖威利综合征罕见病关爱中心/协会"林晓静会长的邀请写下的文稿。我儿子的生命之旅与众不同，他出生后就被诊断为小胖威利综合征。这个罕见病不仅给他身体带来挑战，也给我的家庭带来了深刻且沉重的影响。

我们的孩子出生确诊小胖威利综合征9个月开始注射生长激素至今未停，目前用药为生长激素每天5IU，雷帕霉素每天2粒，用药后所有血清和脊柱检查结果一切正常。

1～3岁会因为低烧引发癫痫抽搐症状，服用开浦兰（左乙拉西坦）大约2～3年（病友家长经历分享后）自行停药，这几年来，没有发烧感冒，也没抽搐了。3岁半时曾参加过小胖威利关爱中心联合哈佛医学院开展的免费服用益生菌临床试验半年，孩子抵抗力明显提高。

尝试雷帕霉素，疗效初现

2021年9月，小胖威利综合征关爱中心通知我，北京协和医院内分泌科正在开展一种叫雷帕霉素药物的临床试验。这是一种免疫抑制剂，雷帕霉素早在20世纪70年代被研发出来，起初被用作低毒性的抗真菌药物。在1977年，科学家发现它还具有免疫抑制作用。

从1989年开始，雷帕霉素被用作治疗器官移植后排斥反应药物进行试用。1999年该药被美国FDA批准用于预防肾移植受者器官排斥反应，被广泛用作维持移植器官免疫能力的药物。2015年5月28日，美国FDA又批准了雷帕霉素用于治疗肺淋巴

一位小胖威利综合征患者的挑战和希望

管瘤病（LAM）。此次在中国开展的临床试验，有可能帮助孩子口腔黏稠和皮肤瘙痒，语言方面也起到辅助作用。

研究人员告诉我，前半年是免费使用药物，后续如果有效果的话则自费购买药品治疗。我和先生商量后，抱着试试看的心态联系项目负责人孙邦医生，让彭嘉锐成为此药的临床试验受试者。

孩子于2021年9月22日开始在北京协和医院进行雷帕霉素临床试验前期检查，符合入组条件，签署知情同意书后，正式开始服用雷帕霉素。用药15天左右，口腔会有溃疡症状，可以服用多种维生素，症状一周后就消失了，在服药后大约1个月，口腔黏稠有明显改善，语言进步越来越大，至今未停药。通过雷帕霉素的治疗后，孩子口腔唾液黏稠、皮肤瘙痒、语言表达得到了显著改善，眼睛越来越有神，面容表情也越来越丰富，身体各项指标也变得正常。

2022年9月他进入小学生活，语言表达能力欠缺，注意力不集中，上课期间自行离开教室，对于学习困难，去医院评估开了治疗多动症药物，服用择思达（托莫西汀），刚开始效果挺好，服用大约1年，已停药。

治疗道路漫长，对医学研究充满希望

尽管小胖威利综合征的治疗之路漫长而艰辛，但我对医学研究充满希望。在这个艰难的旅程中，我感到我们是一个大家庭，医生、研究人员、患者和家庭一起努力，共同面对挑战。我们不是孤单的，而是在一起，共同战斗。

每次去医院，我都感到焦虑和担忧，但同时也能看到希望。我时常与医生交谈，询问关于我孩子的治疗进展、药物副作用以及任何可能改善我孩子病情的信息。在这个过程中，遇到了许多像我们一样的家庭，他们的孩子也在与小胖威利综合征做斗争。我们互相支持，分享信息和经验，一起面对这个艰难的旅程。我感受到了我们病友组织的力量，知道我们并不孤单。

我期待着科学的进步，希望随着时间的推移，会有更多的治疗方法被发现和批准，帮助像我这样的小胖威利综合征患者过上更好的生活。

（本文文字、照片经被访者审核同意发表）

⊙ 科普小知识 ─────────

普拉德-威利综合征（Prader-Willi Syndrome, PWS），俗称小胖威利综合征，是由于第15号染色体部分片段缺失导致的先天性罕见病。可分3种基因上的缺失。

1. 父源缺失：70%是因父亲的第15号染色体有一非遗传性的漏失。

2. 母源单亲二倍体：25%的病人是因2个第15号染色体皆来自母亲（没有父亲的成分）。

3. 印记中心突变或微缺失：5%的病人在 "imprinting" 过程中有错误，造成父亲的染色体没有作用。

由于上述基因缺失，引起复杂的表现，影响包括食欲、发育、代谢、认知和行为等身体的各个方面。

典型临床症状： 新生儿及婴儿期肌张力低下，吸吮无力、喂养困难、哭声微弱、发育迟缓、性腺低下；伴（或不伴）有特殊的外观：前额窄凸、长头、杏仁眼、小嘴、薄上唇、嘴角下垂、小手小脚、男童大多数隐睾；1至3岁后食欲旺盛无法控制食欲，缺少饱腹感，有强烈的索食行为，导致体重快速增加，造成威胁生命的肥胖；6岁前发展迟缓，轻到中度智障，易暴怒、顽固、对抗、爱争辩、敌对的、爱说谎，一辈子需在监管下生活。

全球发病率： 1/12000～1/15000，发病机理尚不清楚，临床极易误诊。如有上述症状，可做基因检测（甲基化PCR或MLPA）。

一个结节性硬化症小战士的挑战和希望

我们遇到了许多像我们一样的家庭，他们的孩子也在与TSC做斗争。我们互相支持，分享信息和经验，一起面对这个艰难的旅程。

撰文｜中国人民解放军总医院儿科医学部博士后
王杨阳

我是一名即将迎来一周岁生日的小战士！这是我的门诊医生王杨阳代替我写的，也得到了我的父母的知情同意。我的生命之旅与众不同，因为我出生前就被诊断患有结节性硬化症（TSC）。这个罕见的病症不仅给我的身体带来了挑战，也给我的家庭带来了深刻的影响。

尝试西罗莫司，疗效初现

当我还在妈妈肚子里的时候，医生就在我的心脏中发现了横纹肌瘤，这是TSC的一个典型表现。这个消息像晴天霹雳般击中了我的家人。在阜外医院进行心脏移植的建议下，我的家人感到非常恐惧和无助，他们是听医生话的人，但怕我挺不过去。当时，我因为缺氧，是个紫色的小人，一哭，就更严重，医生说我是紫灰色的。

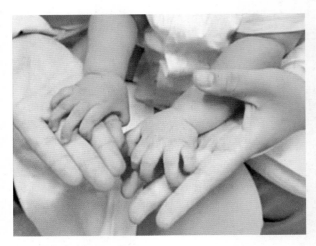

1岁的结节性硬化症患儿之手

　　很巧，中国人民解放军总医院儿科医学部学术委员会主任邹丽萍的一个学生（现已当主任了）当时也在，她帮我们联系了邹主任，也给了我们希望。邹主任建议我们尝试西罗莫司（雷帕霉素），一种mTOR信号通路的抑制剂。这个药物对TSC患者来说非常重要，邹主任10多年前就开始努力，现在全国多家三甲医院已建立TSC专病门诊，长期使用西罗莫司治疗TSC患儿。

　　在临床应用中，10年未有严重的不良事件报道。在使用西罗莫司前，医生会通过一个宣教视频让我的父母了解到西罗莫司的潜在益处和可能的副作用。医生会根据我的体表面积调整给药剂量，以确保血药浓度维持在5-10ng/ml，从而达到最佳治疗效果，同时尽量减少副作用。实际上，西罗莫司并不便宜，且仍在临床研究过程中，并未被批准用于治疗TSC。

这个药给我的父母和我带来了一丝光明，但也伴随着经济上的压力，因为这个药物没有医保报销。而且，我的年纪小，父母还是有些担心。不过，这些现在都挺过来了。我爸爸妈妈特别感动，有一个医生专门负责联系我们。我的血常规一直不正常，红细胞是正常人的2倍。邹主任说这是我的神奇的代偿机制。我从北京回老家后就开始小病不断，好像在北京待久了，对老家水土不服了。那时候，我已经用上了西罗莫司，我妈妈自然会担心我生病时西罗莫司导致免疫力下来了，因此还想过减药或者停药。她那个阶段老是联系负责我的医生。

最后，她们决定不要停药，毕竟很多人新冠疫情期间都没有停。去年，我这个小不点也见证了一个浪漫的事情：国家药品监督管理局核准签发的《药物临床试验批准通知书》（通知书编号：2023LP02442），西罗莫司口服溶液临床试验申请获得国家药监局许可，同意本品开展"18周岁以下结节性硬化症相关癫痫"适应症的临床试验。临床试验方案的名称是赛莫司用于治疗结节性硬化症相关癫痫的有效性和安全性—基于真实世界数据的多中心、平行外部对照、回顾性真实世界研究。10年努力有了初步结果，我知道病友们都很高兴，我爸爸妈妈也是！

试验道路漫长，对医学研究充满希望

现在，通过西罗莫司的治疗，我的健康状况得到了显著改善。心脏上的肿瘤缩小了，我的血液指标也恢复了很多。我和我的家人对此感到非常庆幸。尽管TSC的临床试验之路漫长而艰辛，但我对医学研究充满希望。在这个艰难的旅程中，我感到我们是一个大家庭，医生、研究人员、患者和家庭一起努力，共同面对挑战。我们不是孤单的，而是在一起共同战斗。

每次去医院，我都能感受到爸爸妈妈的焦虑和担忧，但同时也能看到他们眼中的希望。他们时常与医生交谈，询问关于我的治疗进展、药物副作用以及任何可能改善我的病情的信息。他们不仅是我的护盾，也是我的力量来源。

在这个过程中，感受到了我们病友组织的力量，知道我们并不孤单。我们非常感激所有帮助过我的人，尤其是邹丽萍医生和她的团队，以及医药公司，他们用真实的数据帮助我们申请临床适应症。我期待着科学的进步！我们希望随着时间的推移，会有更多的治疗方法被发现和批准，帮助像我这样的TSC患者过上更好的生活。

◎ 科普小知识 ————————

结节性硬化症是一种由TSC1或TSC2基因突变引起的常染色体显性遗传性疾病。它导致mTOR信号通

胎儿-新生儿 （<1个月）	婴幼儿 （<12个月）	幼儿 （<5岁）	青少年 （5-18岁）	成人 （≥18岁）	成人 （>40岁）

心脏横纹肌瘤

癫痫/脑肿瘤（如SEGA）/ASD/行为异常/精神发育迟滞

皮肤病变
面部血管纤维瘤，非外伤性甲下或甲周纤维瘤，色素脱失斑，鲨鱼皮斑，"斑斓"皮损

视网膜错构瘤

肾或肝血管平滑肌脂肪瘤（AML）

淋巴管肌瘤病（LAMs）

Richardson EP Jr. Ann NY Acad Sci. 1991; 615:128-139
Path SH et al. Acta Neuropathol. 1997;94:180-185
Webster OD et al. Brain Pathol. 1998;8:379-377
Osmadok SI et al. J Child Neurol. 2000;15:652-659

5.Sweeney SM. Adv.Dermatol.2004;20:117-135
6.Franz DN. J Child Neurol.2004;19:690-698
7.Roach ES et al. J Child Neurol.2004;19:643-649

越早治疗控制，越可预防和减轻患儿疾病进展成青少年成人期的疾病

路的过度激活，从而引发人体几乎所有器官和系统的细胞生长和增殖失控。这种失控最常表现为皮肤、大脑、肾脏、肺和心脏的良性肿瘤。它不仅影响身体健康，还可能引起一系列神经系统症状，如癫痫、发育迟滞，甚至精神异常。全球约有10%~20%的TSC未检出TSC基因突变，这表明该病症的遗传背景可能比我们现在所知的更为复杂。

结节性硬化症一个主要特点是它在儿童期甚至未出生就开始发病，严重影响患者的身心发育。TSC的全身多系统并发症可以极大地影响儿童的生活质量，部分幼儿甚至因无法控制的并发症而死亡。其中，癫痫是儿童期最常见的并发症，频繁发作的癫痫会导致儿童终身智力低下，这种损伤是不可逆的。此外，心脏横纹肌瘤、肾脏血管平滑肌脂肪瘤等其他并发症也可能危及生命。

患者组织和
研发者故事

黄如方：
蔻德罕见病中心十年磨一剑

十年磨一剑，蔻德罕见病中心（CORD）在创始人黄如方的带领下，十年间，不仅为罕见病患者提供了实质性的帮助，还推动了社会大众对罕见病的认知和理解。

撰文｜毛冬蕾

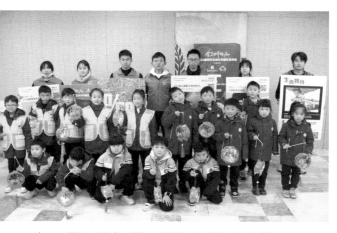

在2024国际罕见病日期间，蔻德罕见病中心发起"晒出你的万分之一"公益活动，邀请来自杭州、长沙、北京、上海、深圳、广州六个城市的人们在地标型建筑中呈现以各种材质物料演绎的代表罕见病的限定IP——‰，拍‰照分享。万分号是罕见病的发病率常用的符号，也是日常生活中罕见的象征。蔻德罕见病中心将国际罕见病日与符号"‰"强关联，同时将"罕见+病"进行扩展为"罕见+X"，引导大众的关注和参与，同时削弱病友的病耻感。（图片来源：蔻德罕见病中心）

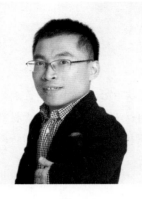

黄如方
蔻德罕见病中心创始人、中心
主任

　　我与黄如方主任相知十年，十分敬佩他为罕见
病事业做出的卓越工作。访谈中，黄如方主任娓娓
道来了过去十年开展罕见病事业一些难忘而关键的
时刻和节点。

从"同病相怜"到"同，并相联"

　　"2023年是我创立蔻德的第十年，也是我从事
罕见病社会倡导工作的第十五年，2024年将打开
蔻德发展的新篇章。当我静下来回顾这十年的工
作，发现真的有太多事值得书写，有太多故事值得
诉说。经常在被问到'是什么让你坚持下来'时，
我每次都毫不犹豫地说出我的答案：勇气和信念。
确实是这两样看不见、摸不着的东西在支撑着我坚
持不懈地走到了现在。"黄如方如此形容这十年来
的成就和心路历程。

　　蔻德罕见病中心（本文以下简称蔻德）是一家

专注于罕见病领域的非营利性组织，致力于增进罕见病患者群体、罕见病组织、医学机构、医药企业和政府部门等各相关方的交流与合作，为患者社群支持和赋能，加强社会公众对罕见病的了解，提高患者的药物可及性，推动医患交流及科研转化，开展罕见病领域国际交流合作，促进中国罕见病事业发展。

他说，蔻德几乎和国内所有的公益机构都不一样，罕见病毫无疑问是所有社会议题中最难、最复杂的那一个，蔻德在中国所走的就是一条探索之路，犹如摸着石头过河，坚守我们的价值观，去探索一个可持续、有策略、系统性的解决方案。"我们不是单一地自上而下地去同情和救助患者，而是给患者社群持续赋能，让患者家庭从'同病相怜'到'同，并相联'；我们不是一味地埋头做患者服务，而是洞察这个行业，开展前瞻性的政策研究；我们不是只呼吁患者群体发声，更是推动每个利益方共同协作和发展。"黄如方详述了十年来蔻德在罕见病领域的突破。

患者社群赋能及服务

罕见病患者的困境在于他们的孤立无援。由于发病率低、患者人数少，他们的需求难以得到社会的积极回应。蔻德深刻认识到这一点，因此提出了"孵化"和"赋能"罕见病社群的战略。这一战略不仅为患者家庭提供了医患服务、关怀救助、心理支持等，还通过"0-1"模式孵化和培育单病种患者社群组织，帮助他们提高多方面的能力。如今，蔻德已经建立了中国最大的罕见病患者组织交流网络，让每一个患者家庭都成为积极行动者。"我们看到有超过30%的组织实现独立注册，50%的组织能够独立开展活动，近10%的组织年募资额超过百万。"黄如方说。

蔻德孵化及支持的患者组织（部分名单）

起始日期	组织名称	病种	合作方
2016年	深圳冻力宝贝DMD关爱中心	进行性肌营养不良症（DMD）	
2016年	美儿SMA关爱中心	脊髓性肌萎缩症（SMA）	
2016年	爱力重症肌无力关爱中心	重症肌无力（MG）	
2017年	你并不孤单FSHD组织	面肩肱型肌营养不良症（FSHD）	/
2017年	紫贝壳公益（硬皮病关爱之家）	硬皮病（SSc）	络仁医疗
2017年	雨燕血管水肿关爱中心	遗传性血管性水肿（HAE）	SHIRE/武田
2018年	泡泡家园神经纤维瘤关爱中心	神经纤维瘤（NF）	/
2018年	中国法布雷病友会	法布雷病（FABRY DISEASE）	武田/赛诺菲
2019年	MMA&PA之家	甲基丙二酸血症/丙酸血症	/
2019年	皮质醇增多症联盟	皮质醇增多症（库欣综合征，CS）	
2019年	蚕宝儿LNS罕见病关爱之家	自毁容貌综合征（LNS）	/
2020年	觉主家	发作性睡病（NARCOLEPSY）	武田/银钰集团

起始日期	组织名称	病种	合作方
2020年	全国肺动脉高压病友联盟	肺动脉高压（PAH）	曙方医药
2020年	淀粉人TTR之家	转甲状腺素蛋白淀粉样变（ATTR-PN/CM）	辉瑞
2020年	追光少年LEBER关爱中心	LEBER遗传性视神经病变（LHON）	纽福斯
2020年	天使的珊瑚FOP关爱之家	进行性骨化性肌炎症（FOP）	/
2020年	卓蔚宝贝支持中心	DRAVET综合征	/
2020年	措步者HSP关爱中心	遗传性痉挛性截瘫（HSP）	/
2021年	骨力关爱中心	MCCUNE—ALBRIGHT综合征	/
2021年	AL淀粉战友联盟	淀粉样变性-轻链型（AL）	杨森

推动罕见病事业发展

蔻德深知罕见病的认知对于患者和公众都至关重要。因此，他们通过线上线下的多渠道宣传，提供罕见病领域的最新资讯。此外，建立了罕见病百科、诊疗数据库、患者数据库，为相关方提供了全面的信息支持，举办了国际罕见病日中国区倡导活动、"罕·见世界"罕见病家庭纪实摄影展、橙子微笑挑战、罕见公益星力量、"蜗牛快跑"罕见病公益跑等活动。

罕见病不仅是医学问题，其解决需要患者群体、医学专家、医药企业、政府等多方协作。蔻德罕见病中心致力于推动中国罕见病事业的发展，通

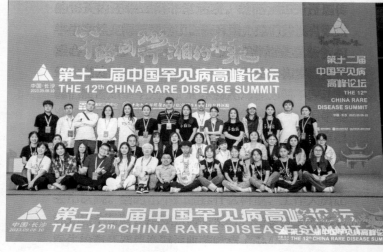

黄如方（第一排中）与蔻德罕见病中心成员和部分志愿者在第十二届中国罕见病高峰论坛

过联合各方力量，构建罕见病领域新生态，提高患者的治疗可及性和可负担性。蔻德已主办众多行业会议，并在2012年发起中国罕见病高峰论坛。

为表彰在罕见病领域做出杰出贡献的个人、团队和机构，蔻德罕见病中心设立了"金蜗牛"奖，这是中国罕见病领域的首个奖项，旨在推动罕见病事业的发展。

罕见病政策倡导及研究

蔻德罕见病中心在罕见病政策倡导及研究方面取得了显著成果。2020年，由蔻德罕见病中心发

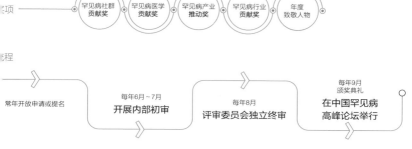

罕见病社群
贡献奖 　罕见病医学
贡献奖 　罕见病产业
推动奖 　罕见病行业
贡献奖 　年度
致敬人物

常年开放申请或提名 　每年6月~7月
开展内部初审 　每年8月
评审委员会独立终审 　每年9月
颁奖典礼
**在中国罕见病
高峰论坛举行**

图为"金蜗牛"奖五大奖项和申报流程

起并联合上海市卫生和健康发展研究中心、天津大学药物科学与技术学院以及艾昆玮中国（IQVIA）共同成立罕见病公共政策研究中心（Public Policy Research Center of Rare Diseases），该中心致力于对中国罕见病公共政策领域开展学术研究，促进中国罕见病事业健康有序发展。

"我们联合多方力量，发布和资助了20多个研究课题，逐渐成为中国罕见病领域的重要民间智库，为罕见病政策和行业发展提供了重要参考。"黄如方说。

此外，蔻德罕见病中心2016年9月发布了蔻德版《中国罕见病参考名录》，共收录147种罕见病，蔻德版《中国罕见病参考名录》详细阐述了研究背景、研究方法、意义及局限性，"这是我们对于针对当年罕见病关注度较低、无广泛认同的罕见病定义、药物研发及上市进程缓慢及罕见病医保覆盖不足等实际情况下对国家政策发展方向的一个判

研究报告一览表

日期	报告名称	合作方	研究领域
2013年	《英国罕见病国家战略》	英国卫生部	国外政策
2014年	《中国罕见病群体生存状况调研报告》	中国人民大学残疾人事业发展研究院	患者现状
2014年	《罕见世界——中国罕见病家庭纪实摄影》	/	患者现状
2015年	《中国罕见病患者用药负担研究》	北京大学药学院	药物经济学
2016年	《中国罕见病参考名录》	/	罕见病政策
2016年	《SMA呼吸护理指导手册》	美儿SMA关爱中心	患者服
2018年	《肝豆状核变性家庭护理手册》	武汉同馨肝豆	患者服务
2019年	《中国罕见病药物可及性报告2019》	IQVIA中国	药物及政策
2019年	《首批国家目录121病种全球药物梳理》	/	药物
2019年	《患者组织如何推动罕见病药物研发——全球经验》	/	患者组织
2020年	《自我装粮综合征患儿照护手册》	蚕宝儿LNS罕见病关爱之家	患者服务
2020年	《中国罕见病医疗保障城市报告2020》	IQVIA中国	医疗保障
2020年	《湖南省罕见病患者生存状况及疾病负担调研报告》	/	患者现状

日期	报告名称	合作方	研究领域
2021年	《中国白塞病患者生存报告（2021）》	白兰鸽白塞联盟	患者调研
2021年	《LEBER遗传性视神经病变诊疗及生存状况调研报告》	/	患者现状
2021年	《浙江省罕见病诊疗与住院数据分析》	浙江卫健委、浙大二院、IQVIA中国	诊疗数据
2021年	《广东省罕见病患者生存状况及疾病负担调研报告》	广东省医学会罕见病分会、上海市卫生和健康发展研究中心	患者现状
2021年	《福建省罕见病患者生存状况及疾病负担调研报告》	福建医科大学附属第一医院、艾社康	患者现状
2022年2月	《中国法布雷病社群机角下的诊疗和政策间需报告》	中国法布雷病友会	患者现状
2022年2月	《国家首批罕见病目录影响力评估（2018—2021）》	健识局	政策法规
2022年3月	《中国罕见病患者参与临床试验的现状调查报告（2021）》	重庆医科大学药学院药政政策与评价研究中心	患者与临床研究
2022年12月	《共同富裕下的中国罕见病药物支付》报告	IQVIA中国	医疗保障
2023年	《特发性肺纤维化（IPF）科普手册》	为爱深呼吸IPF关爱中心	患者服务
2023年2月	《THE POWER OF BEINGCOUNTED》	RAREX	行业报告
2023年5月	《患者参与药物监管研究》	中国药科大学茅宁莹团队	患者与监管
2023年6月	《中国短肠综合征患者诊疗状况及疾病负担调研报告2023》发布	/	患者现状

断。"黄如方说，蔻德版《中国罕见病参考名录》是当年具有突破性的行业事件，它直接推动和促成了2018年《第一批罕见病目录》的出台，《第一批罕见病目录》纳入了121种罕见病，其中有88个病种蔻德版《罕见病参考名录》收录。这一名录的发布，成为中国罕见病行业的里程碑事件。

罕见病国际科研推动及交流

蔻德罕见病中心在国际合作方面取得了较大成果。2016年，蔻德罕见病中心在英国成功取得第十二届国际罕见病与孤儿药大会（ICORD）主办权，并于2017年9月7-10日在北京举办第十二届国际罕见病与孤儿药大会（ICORD）暨第六届中国罕见病高峰论坛，这是当时中国罕见病领域举办的最大规模的国际会议，标志着中国在国际罕见病领域的深入交流与合作。

另一件让黄如方难忘的是2019年12月，与美国早衰症研究基金会（PRF）的合作，成功将未在中国上市的早衰症药物——Eiger Bio Pharmaceuticals公司的Zokinvy引入中国，为46位中国早衰症患儿提供了治疗机会。这项合作历经两年多多个部门和组织的协作，最终实现了药物的免费捐赠和临床使用。截至2023年6月，共有13位患儿在浙大儿院持续接受用药治疗。通过临床急需方式申请进口并使用国外已批准但国内未上市的药物，为更多罕见病患者提供了治疗希望。

其他公益基金会和活动

为了推动罕见病药物研发创新的基础科研力量，蔻德捐资于2022年在杭州成立创新型公益基金会——瑞鸥公益基金会。该基金会由黄如方先生及11位知名科学家和企业家共同创立，旨在让罕见病患者获得治疗，并推动相关科研和转化医学发展。另外，蔻德曾设计吉祥物——一只夏威夷蜗牛"罕罕"，夏威夷蜗牛背着重重的壳，象征着罕见病群体的负担很重，虽然爬得很慢，但一步一步向前，永不放弃。蔻德还推出了多个以"罕罕"命名的项目，呼吁社会关注与支持罕见病事业。"我们呼吁各方能够联合起来，汇聚更多爱的能量去共同建设一个更加美好的罕罕星球。"黄如方说。

推动罕见病立法不遗余力

更加振奋人心的是，该中心正与各方专家紧密合作，倡导并推动罕见病在我国的立法进程。就在2024年2月29日国际罕见病日这一天，蔻德罕见病中心正式启动了中国罕见病立法倡议行动暨调研项目。

"尽管罕见病事业在过去十年取得了显著的进步，但我们现在更需要将焦点放在制定相关法律上。因为，如果没有法律的支持，仅仅依靠罕见病目录来推动其发展，难以实现真正的全面进步。患者们仍然会面临诊疗资源短缺、药物研发滞后、高昂药费难以承受等诸多困境。"黄如方说。

罕见病立法保障及意义

患者权益（教育/就业/社会融入）

医疗保障/救助体系

药品/器械/特食准入
及国际贸易

预防/诊断/治疗/康复

罕见病科研

药物研发及产业发

　　他强调，立法并非一蹴而就的过程，而是需要长期的呼吁和行动。为此，蔻德一直号召行业内的有志之士参与立法工作，以加速这一进程。他表示，只有通过立法，才能深刻解决目前罕见病领域所面临的种种问题。他回顾了各部门在推进罕见病工作方面所做出的努力，特别是两批罕见病目录的颁布，为罕见病事业的未来发展指明了方向。

　　黄如方表示，经过多年实践与探索，中国在医疗、医药、医保和社会共识等方面已经取得了显著的进展，这为中国的罕见病立法奠定了坚实的基础。"现在是深入研究和推动罕见病立法的关键时期，我们不能再有任何拖延！"黄如方说，在制定具体立法时，我们可以参考其他国家和地区已有的成熟经验，结合中国实际的医疗体系和社会及经济发展现状，最终制定出符合中国国情的罕见病法律。

实现中国的罕见病立法不仅对患者群体具有重要意义，同时也将为国家、科研和制药行业带来诸多益处。黄如方表示，对于患者而言，立法将明确他们在诊断、治疗、康复和社会支持等方面的权益，确保他们得到公平对待。

在国家层面，立法有助于实现社会公正，确保罕见病患者不因疾病而受到歧视或忽视，促进政府对卫生资源的合理配置。在科研领域，立法将提供资金支持，鼓励科研机构进行罕见病的基础研究和应用研究，并促进科研机构、制药公司、医疗机构之间的合作。此外，立法还能推动罕见病相关产业的发展，包括药物研发、诊断技术、康复服务等，从而促进生物医药和医疗经济的增长。最终，这将提升中国制药行业在罕见病药物研发和生产方面的国际竞争力，推动国家整体制药产业水平的提升。

在采访结束之际，黄如方先生表示，他将全身心地投入到蔻德罕见病中心的发展中，为罕见病患者和各类组织搭建交流平台。"在此，我要向所有帮助过我的人表示最深的感激。你们的善良和宽容不仅给了我力量，更激励我不断前行。在我心中，你们同样是最可爱的人。"

薛群：
以患者需求为中心，
坚守孤儿药研发

　　"希望"是世界上十分珍贵的词汇，尤其是在罕见病的世界里。"黏宝宝""瓷娃娃""蝴蝶宝贝""月亮的孩子"，这些美丽名字的背后却是一种种残酷的罕见病。罕见病种类繁多，目前发现的7000多种罕见病覆盖了全球超过3亿患者，80%以上的罕见病由遗传因素导致，50%在出生或儿童期发病。

撰文｜北海康成　孟潇

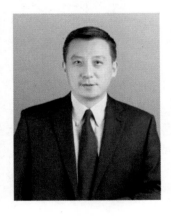

薛群
北海康成创始人、CEO

点亮 罕见病患者的希望之光

　　罕见病通常为慢性、进行性疾病，病情严重

且很可能伴随终生。例如黏多糖贮积症II型（亨特综合征，Hunter's syndrome）会造成患者面容异常、神经系统受累与骨骼畸形等症状。随着疾病进展，组织器官逐渐受累会严重影响患者的生命质量；阿拉杰里综合征（Alagille Syndrome）是以胆管发育异常和肝外器官（如肾脏和眼睛）以及骨骼和心血管系统的受累为特征，患者还会出现严重的瘙痒，从而导致搔抓而引起皮肤瘢痕变形、情绪障碍、睡眠剥夺和学习中断，并严重影响患者的生长、发育和生活质量……而这些只是罕见病的冰山一角。

作为一家在中国专注罕见疾病领域的全球化的生物制药公司，北海康成已在罕见病领域深耕十余年，现有的14个产品管线中，包括4种已上市的产品、10种针对不同罕见疾病及罕见肿瘤的在研产品，如亨特综合征和其他溶酶体贮积症、补体介导的疾病、血友病A（Hemophilia A）、代谢紊乱、罕见的胆汁淤积性肝病、神经肌肉疾病以及胶质母细胞瘤。北海康成的新一代基因技术研发中心实验室正在开发针对罕见遗传病，包括庞贝病（Pompe disease）、法布雷病（Fabry disease）、脊髓性肌萎缩症和其他神经肌肉疾病的新型及潜在治愈性的基因疗法，并与著名的研究人员和生物技术公司合作。公司于2021年12月登陆港交所，成为国内乃至亚洲的"罕见病第一股"。北海康成一直致力于创新疗法的研究、开发和商业化，正在通过努力将"希望"变为现实。

薛群·以患者需求为中心 坚守孤儿药研发

传承"罕见病教父"精神

北海康成掌舵人薛群博士于北京大学药学院药物化学专业毕业后，便赴美留学，在取得美国布朗大学生物有机化学博士、弗吉尼亚达顿商学院工商管理硕士后，加入到全球知名的罕见病药物研发公司健赞。

在这里，他受到了达顿学长亨利·特米尔（Henri Termeer）的深刻影响并树立了为之一生奋斗的理想。亨利·特米尔是创建了全球第一家开发罕见病创新药物公司28年的行业传奇领袖，被誉为"罕见病教父"。

在健赞的几年，薛群成长迅速，他不仅成为这家跨国企业首位中国区的负责人，负责中国区业务的起始搭建和发展，更把广大罕见病患者眼中"希望之父"的亨利·特米尔"一切为了患者"的精神带到了中国。如今，薛群已经作为Termeer基金会的导师，辅导全球的新一代罕见病创业者。

在工作中，薛群接触到国内许多的罕见病患者，他们或因病自卑，无法正常生活，或因药物尚未在中国上市、价格昂贵无法购买而经历病痛的折磨，在此过程中，他深刻体会到中国在罕见病药物研发方面与发达国家之间的差距和蕴藏的机会。

2012年，在亨利·特米尔的鼓励下，薛群先后两次回国创业，最终创立了立足中国，研发罕见病药物的公司北海康成。

经过在罕见病领域十余年的深耕，如今薛群身兼中国罕见病联盟副理事长、中国药促会药物研发专业委员会副主任委员，他带领公司积极参与了由中国罕见病联盟、中国药促会，以及北京协和医院牵头的罕见病生态圈的建设中：共同推动罕见病立法与相关法规建设，参与罕见病相关标准和规范的征求意见，推动疾病诊疗和药品审评能力的研究项目，并致力于罕见病的公益宣传活动，号召全社会来关注和关爱罕见病患者。

选择 差异化创新之路尽早服务中国患者

在制定研发策略时，北海康成始终以患者需求为出发点，将国内缺乏有效治疗手段、存在巨大未被满足的医疗需求的罕见病列为候选，并在发展初期，选择较为擅长的溶酶体贮积症药物作为突破口。目前黏多糖贮积症Ⅱ型（MPS Ⅱ，也叫亨特综合征）已被列入《第一批罕见病目录》。

2020年9月，公司的艾度硫酸酯酶β注射液在中国获得上市批准，用于治疗亨特综合征，这是国内唯一获批的MPS Ⅱ酶替代疗法。本着为患者提供更多元化服务的宗旨，自该药2021年5月商业化伊始，北海康成搭建了患者一站式平台服务体系，为患者群体提供诊疗、支付、治疗经验、案例分享等信息；同时，积极推动这一药物在地方罕见病保障政策、普惠型健康保险（"惠民保"）中的覆盖支持，促进药物可及。截至2023年6月底，已诊断识别了近750名黏多糖贮积症II型患者，相关治疗药物已进入110个城市的"惠民保"支付范围，目前超过70%接受海芮思治疗的患者拥有商业保险。

2023年5月，治疗阿拉杰里综合征（ALGS）胆汁淤积性瘙痒的氯马昔巴特口服溶液在中国获得批准上市，用于治疗1岁及以上ALGS患者胆汁淤积性瘙痒。同年9月，ALGS被纳入了我国《第二批罕见病目录》。该药是中国唯一获批用于治疗与ALGS相关的胆汁淤积性瘙痒的药物，这一新型疗法在国外主要市场获得批准后不久，就在中国大陆地区获得了上市许可，再次践行了北海康成"让全世界患者都能获得改变生活的疗法"的使命。

坚守 以患者为中心的研发策略

截至目前公司研发管线的14款产品，以研发周期来划分，分为短期和长期两种。前者针对国外已处于研发后期，国内存在治疗空白的品种，通过 License-in的方式引入到国内，缩短上市周期，尽早服务于患者。后者从立足中国，放眼全球的角度，包括自主开发以及与合作伙伴共同开发的产品。

罕见病领域的治疗在中国有很大的未被满足的医疗需求，本土开发的创新产品极少。在研产品中，北海康成拥有全球专利并在中国进行从临床前到注册研发生产的产品线有8个。这些产品首先要满足中国患者未被满足的临床需求。与此同时，公司在美国开始了全球基因治疗的研发，目前用于治疗脊髓性肌萎缩症（SMA）的基因疗法（CAN203）的动物实验数据已在美国基因和细胞治疗学会（ASGCT）、欧洲基因和细胞治疗学会（ESGCT）以及世界肌肉组织大会上发表，有望成为全球关注的更优异的下一代的SMA基因治疗产品。

CAN008治疗的胶质母细胞瘤（GBM）恶性度高，存在很大的未满足治疗需求，目前已被纳入了我国《第二批罕见病目录》。CD95L是GBM细胞侵袭和迁移的关键性触发因子，而CAN008是全球首个靶向CD95L的胶质母细胞瘤在研一线疗法，在中国新诊断GBM患者中进行的Ⅱ期关键性临床试验现已完成117位患者入组，正在接受治疗和随访中。在中国台湾进行的一项CAN008与替莫唑胺/放疗（TMZ/RT）联合治疗新诊断GBM的Ⅰ/Ⅱ期研究的长期随访数据显示，患者中位无进展生存期达到了17.95个月，是接受标准治疗后中位无进展生存期历史数据的两倍以上；67%接受高剂量CAN008的患者在五年后仍然存活。

CAN103是国内首个本土自主研发并已进入临床阶段的治疗戈谢病酶替代疗法药物，为人类天然葡萄糖脑苷脂酶的氨基酸序列，并有更多的甘露糖暴露以利于细胞摄取，与进口药物相比具有明显优势。戈谢病由于基因突变造成的葡萄糖脑苷脂酶缺乏，导致底物葡萄糖脑苷脂在肝、脾、肾、骨骼、肺甚至脑的巨噬细胞中贮积，引起多脏器受累并进行性加重的罕见病。我国约有3000名患者，但因漏诊、误诊，得到确诊的患者仅数百例。首个进口酶替代治疗药物于2008年在中国上市，单个病患年均花费155万，至今仍有许多患者无法获得有效治疗，患者治疗需求大。CAN103已于2023年1月完成Ⅱ期临床试验首例患者给药，有望真正实现超罕药物的本土化生产，惠及中国罕见戈谢病患者。

CAN106正在开发用于治疗阵发性睡眠性血红蛋白尿症（PNH）。PNH是一种后天获得性造血干细胞基因突变引起的溶血性罕见疾病，常有严重贫血以至于需要输血。2007年，首个补体C5单抗在美国获批治疗PNH；2018年进口C5单抗在中国获批，但是绝大多数中国患者至今仍难以获得该治疗。CAN106作为首个在中国本土开展临床研究的长效补体C5单抗，于2022年3月完成中国PNH Ⅰb/Ⅱ期的首例患者给药，并在Ⅰb期临床试验取得了积极的初步数据——CAN106有效性和安全性数据与中国批准的进口C5单抗发表的结果相似。经CAN106治疗后，PNH受试者血红蛋白水平的上升将会减少或消除对于输血的需求，减轻医疗资源的负担。由于PNH的补体阻断是其他补体介导疾病的风向标，因此这些积极的结果也为其他多种潜在的罕见病适应症（包括aHUS、gMG、NMOSD等）提供了概念验证。2022年11月CAN106被美国FDA授予治疗重症肌无力（MG）的孤儿药资格认定。

当罕见病不分贫富、阶级、信仰、人种而随机发生，却无药可治或者有药却不可及时，患者和家属是多么痛苦，他们热切期盼早日用上已经开发上市的药物。北海康成自成立伊始，就在坚定守护这样的"希望"，未来也将持续助力罕见病生态圈的完善，基于可持续发展原则，依托全球领先的科学技术打造自身创新能力，提升中国以及全球的罕见病患者的治疗可及性，创造并见证越来越多的"希望"。

编者和受访专家名录及致谢

（按本书内文出现顺序排列）

张抒扬教授

中华医学会罕见病分会主任委员、北京协和医院院长

洪明晃教授

中国抗癌协会医学伦理专委会首任主委、中山大学肿瘤防治中心临床研究部

李婉格

蔻德罕见病中心公共政策研究中心研究分析师

段涛教授

上海市第一妇婴保健院产科学科带头人、主任医师、博士生导师

黄芳敏

北海康成大中华医学事务总监

张楚婷

北海康成高级临床研究医生

李萍

北海康成临床开发和运营高级副总裁

胡鑫

日本国家儿童健康与发育医学中心高级研究员

张苒

北海康成药政事务高级副总裁

张楠楠

北海康成药政事务副经理

惠小刚

（原）北海康成临床研究医学总监

吴奇珍

北海康成临床药理经理

陈魁

（原）北海康成真实世界研究副总监

李旭

北海康成统计副总监

宋晓玲

北海康成药物警戒医学副总监

闫任章

北海康成药物警戒总监

赵巧丽

北海康成药政事务经理

常建青

泰格医药政策法规事务副总裁、临床研究促进公益基金副主编

倪韶青教授

浙江大学医学院附属儿童医院临床试验机构管理办公室主任

漆林艳

浙江大学医学院附属儿童医院临床试验机构管理办公室秘书

钱建钦

浙江大学医学院附属儿童医院临床试验机构管理办公室工作人员

曹茂华

泰格医药项目总监

俞皎皎

泰格医药战略客户部总监

丁洁教授

第十一、十二及十三届全国政协委员，北京大学第一医院原副院长，儿科教授、博士生导师。英国曼彻斯特大学客座教授。国际儿科学会常委、国际儿科肾脏病学会理事；中华医学会罕见病分会名誉主任委员、中华医学会儿科学分会肾脏学组长名誉组长

杜启峻教授

香港大学深圳医院骨科医学中心主任、小儿骨科主任、罕见病医学中心（筹）副主任；香港大学矫形及创伤外科学系临床副教授，博士生导师

刘丽教授

广州市妇女儿童医疗中心遗传内分泌代谢科主任医师，博士生导师；国家卫生健康委罕见病防治与保障专家委员会成员；中华医学会罕见病分会副主任委员

卢水华教授

深圳市第三人民医院肺病医学部主任，二级教授，博士生导师；国家感染性疾病临床医学研究中心副主任；中华医学会结核病学分会候任主任委员；世界卫生组织全球儿童和青少年结核病工作组成员，中国防痨协会学校与儿童结核病分会主委，上海市医学会结核病学分会荣誉主委，广东省医学会结核病学分会主委

林进教授

浙江大学医学院附属第一医院风湿免疫科主任；浙江省医师协会风湿免疫科医师分会会长；中华医学会风湿病学分会常委

谭先杰教授

北京协和医院妇产学系副主任、主任医师，博士生导师；"协和学者"特聘教授；中华医学会科学普及分会副主任委员；国家级健康科普专家；"国家名医"和"人民好医生"荣誉获得者

王建设教授

复旦儿科医院感染科主任医师、博士生导师；中华医学会儿科学分会感染学组副组长；中华医学会肝病学分会遗传性肝病协作组副组长；全球Alagille联盟（GALA）科学委员会成员

邹和建教授

复旦大学附属华山医院党委书记、教授、博士生导师；风湿科、职业病科学科带头人；复旦大学风湿、免疫、过敏性疾病研究中心主任；华山医院分子与转化医学研究所所长，华山医院伦理委员会主席

赵重波教授

复旦大学附属华山医院神经内科主任医师；中华医学会神经病学分会委员兼神经肌肉病学组副组长及中国罕见病联盟神经系统罕见病专委会副主任委员

张蕊教授

首都医科大学北京儿童医院血液二科副主任、北京儿童医院组织细胞病专业组组长

毛冬蕾

研发客联合创始人、主编；临床研究促进公益基金副主编

蔡磊

原京东副总裁、渐冻症斗士

上海复旦大学附属儿科医院SMA研究团队

小草

白塞病患者

张琴

公益志愿者

牛牛妈妈

SMA患儿妈妈

笑笑

黏多糖贮积症Ⅰ型患者

和星星

蔻德罕见病中心信息部总监

余姐

硬皮病患者成都紫贝壳公益服务中心志愿者

卢小枚

小胖威利综合征患儿母亲

黄如方

蔻德罕见病中心创始人、主任

张维

勃林格殷格翰大中华区研发和医学负责人

薛群

北海康成创始人、CEO

孟潇

北海康成公共事务部企业沟通总监

志愿者目录及致谢
（按对本书内文贡献顺序排列）

刘炜达

北京协和医院研究员、北京协和医院张抒扬院长助理

姚晨教授

北京大学第一医院医学统计室主任、北京大学临床研究所副所长

贾芊芊

蔻德罕见病中心信息部副总监

王奕鸥

北京病痛挑战公益基金会创始人

胡丽萍

临床研究促进公益基金专家顾问

张皓宇

医学界罕见病频道执行主编

王菲

泰格医药高级项目总监

石雨琛

北海康成医学经理

邢焕萍

美儿SMA关爱中心创始人、主任

陈勇

北京白兰鸽白塞病罕见病关爱中心创始人

王芳

泡泡家园神经纤维瘤病关爱中心创始人

邹杨

泡泡家园神经纤维瘤病关爱中心传播部主任

姚颜锁

北京至爱杜氏肌营养不良关爱中心执行主任

樊文香

浙江大学医学院附属儿童医院临床试验机构管理办公室工作人员

伍学炎教授

北京协和医院内分泌科主任医师

林晓静

中国小胖威利关爱中心会长

邹丽萍

中国人民解放军总医院儿科医学部学术委员会主任

刘金柱

北京蝴蝶结结节性硬化症罕见病关爱中心主任

衷心感谢上述编者与志愿者们的辛勤付出与无私奉献！

附录

国家药监局药品审评中心关于罕见病药物研发的技术指导原则

新修订的《中华人民共和国药品管理法》及其实施条例等，对罕见病药物的研发、审批提出了一定的要求。

国家药监局在罕见病药物临床试验方面出台了一系列相关规章文件和技术指导原则，旨在为罕见病药物的研发、审批和临床试验提供规范和指导。

在技术指导原则方面，国家药监局药品审评中心发布了一系列针对罕见病药物临床试验的指导原则。例如，《罕见疾病药物临床研发技术指导原则》强调在确保严谨科学的基础上，采用更为灵活的设计，充分利用有限的患者数据。《罕见病基因治疗产品临床试验技术指导原则（征求意见稿）》等，为罕见病基因治疗产品的临床试验设计提供了参考。此外，还有一系列围绕"以患者为中心"的临床试验设计、风险获益以及实施等技术指导原则中都提及对罕见病药物研发的鼓励与促进。

1. 国家药监局药审中心关于发布《罕见疾病药物临床研发技术指导原则》的通告（2021年第71号）

https://www.cde.org.cn/main/news/viewInfoCommon/c4e1ef312a0a0c039a7a4ca55b91d4e8

2. 国家药监局药审中心关于发布《罕见疾病药物临床研究统计学指导原则（试行）》的通告（2022年第33号）

https://www.cde.org.cn/main/news/viewInfoCommon/058e0d665b785e79b7f4f24dc1dc970c

3. 国家药监局药审中心关于发布《罕见疾病药物开发中疾病自然史研究指导原则》的通告（2023年第43号）

https://www.cde.org.cn/main/news/viewInfoCommon/beef37b41b0a2d10b72ba1465a7a19e1

4. 国家药监局药审中心关于发布《间充质干细胞防治移植物抗宿主病临床试验技术指导原则》《罕见病基因治疗产品临床试验技术指导原则》的通告（2024年第7号）

https://www.cde.org.cn/main/news/viewInfoCommon/08bd57e996a5e9de6f920f626d9ab149

5. 关于公开征求《罕见疾病药物临床研发中应用去中心化临床试验的技术指导原则》意见的通知

https://www.cde.org.cn/main/news/viewInfoCommon/9d0dead52438cd2e6c081a02022a8be1

6. 国家药监局药审中心关于发布《罕见病酶替代疗法药物非临床研究指导原则（试行）》的

通告（2024年第17号）

https://www.cde.org.cn/main/news/viewInfoCommon/ae3f90280fab5c58f928728816ede70c

国家药监局药品审评中心
三批临床急需境外新药名单

截至目前，国家药监局已经发布3批临床急需境外新药名单。当中以罕见病用药居多，这些药品的加入将加速在中国的获批进程，极大地改善罕见病患者的治疗状况。具体名单如下：

1. 关于发布第一批临床急需境外新药名单的通知

https://www.cde.org.cn/main/news/viewInfoCommon/21de8acd6c395746b041b2ad93eb5c43

2. 关于发布第二批临床急需境外新药名单的通知

https://www.cde.org.cn/main/news/viewInfoCommon/82f3bf94dc2c38d1a24d851f0e44914b

3. 关于发布第三批临床急需境外新药名单的通知

https://www.cde.org.cn/main/news/viewInfoCommon/08818b168ccc85db9a42a0f6623b5688

《第一批罕见病目录》和 《第二批罕见病目录》

　　《第一批罕见病目录》在2018年5月由国家卫生健康委员会、科学技术部、工业和信息化部、国家药品监督管理局和国家中医药管理局五部门联合颁布。该目录根据我国人口疾病罹患情况、医疗技术水平、疾病负担和保障水平等，参考国际经验，由不同领域权威专家按照一定工作程序遴选产生，共收录了121种罕见病。《第二批罕见病目录》在2023年9月由国家卫生健康委、科技部、工业和信息化部、国家药监局、国家中医药局、中央军委后勤保障部共同颁布，共收录了86种罕见病。这两批罕见病目录的制定和发布，体现了我国政府对罕见病管理工作的高度重视，有助于推动罕见病的规范化管理和诊疗水平的提高，提升社会对罕见病的认知和理解，并为政策制定和资源配置提供重要依据。

　　关于公布第一批罕见病目录的通知

　　https://www.gov.cn/zhengce/zhengceku/2018-12/31/content_5435167.htm

　　关于公布第二批罕见病目录的通知

　　https://www.gov.cn/zhengce/zhengceku/202309/content_6905273.htm

中国罕见病患者组织

在中国，罕见病患者组织逐渐增多，为罕见病患者提供了重要的支持和帮助。以下是一些知名的罕见病患者组织。

1. 中国罕见病联盟：经国家卫生健康委医政医管局同意，由北京协和医院、中国医药创新促进会、中国医院协会、中国研究型医院学会等共同发起，联合50余家具有罕见病相关专科的医疗机构、高等院校、科研院所、企业等组成的组织。其宗旨是推动医学在罕见病研究方面取得重大突破，提升罕见病防治与保障水平，促进罕见病临床、科研与孤儿药开发的协同创新。

2. 蔻德罕见病中心：蔻德罕见病中心（CORD）是一家专注于罕见病领域的非营利性组织，由黄如方先生于2013年6月发起成立。该中心致力于增进罕见病患者群体、罕见病组织、医学专业人员、医药企业和政府部门等各相关方的交流与合作，推动罕见病领域的发展。

蔻德罕见病中心通过组织公益活动、发起公益项目、开展宣传教育等方式，为罕见病患者提供支持和帮助。其发起的"蜗牛快跑"罕见病公益跑等全民公益赛事，旨在提高公众对罕见病的认识和关注，为罕见病患者筹集善款和医疗资源。

此外，蔻德罕见病中心还积极推动罕见病相关政策的出台，倡导社会对罕见病患者的关注和支持。通过与政府部门、医疗机构、科研机构等合作，为罕见病患者提供更好的医疗保障和福利，推动罕见病领域的科研和治疗进展。

3. 病痛挑战基金会（ICF）：北京市第一家关注罕见病领域的公益基金会，成立于2016年2月3日。该基金会的宗旨是通过社群服务、行业支持和社会倡导，共同解决罕见病群体所面临的迫切问题，为面临病痛挑战的人士建立一个平等、受尊重的社会环境。

病痛挑战基金会的创始人兼秘书长王奕鸥，多年来一直致力于解决罕见病群体所面临的问题。

病痛挑战基金会致力于从多个维度支持罕见病患者和家属，包括提供医疗康复、教育就业和社会融入等方面的援助。此外，积极培育积极行动的罕见病自组织，搭建多方参与的平台，打造公众链接感强的品牌项目，以推动罕见病问题的制度保障政策出台。

除了上述组织，还有许多其他罕见病患者组织，它们针对不同类型的罕见病，为患者提供信息、教育、心理支持、医疗援助等多方面的帮助。

更多患者组织详细信息请登录：

http://www.raredisease.cn/organization!index

后记

罕见病新药临床试验
为患者带来希望

　　笔者最早接触罕见病是二十多年前，因为申报一款用于治疗原发性肺动脉高压的品种注册。在阅读技术资料和与临床专家的沟通学习中，开始了解罕见病及孤儿药。二十多年来，社会发展、医学进步、公众认知提升，罕见病从无人知晓到广为人知，研发罕见病药物的临床价值和社会意义日益凸显。无论是监管部门、临床机构还是研发企业等，对罕见病患者群体的重视程度越来越高。

　　从主编寄语我们看到，全球已发现7000多种罕见病，约占人类疾病种类的10%。在这7000多种罕见病中，已知仅有约5%的罕见病有药可治。罕见病治疗的主要办法还是依靠药物，但种类少、价格贵，使得绝大多数罕见病患者深受无药可治的痛苦。为什么会这样呢？究其原因，主要是罕见病单病种发病率极低，基础研究薄弱，部分机制不明确，临床诊断有难度，药物研发经验不足，加之罕见病患者分散，入组受试者难度大，在一定程度上延缓了孤儿药的研发进程。

　　罕见病药物研发面临的"高投入、低产出、长周期"的风险，远远超过其他多发疾病的药物研发。罕见病药物的研发，除了遵循一般药物的研发规律以外，还需要其他一些特殊考虑。为了指导企业研发罕见病药物，国家药监局药品审评中心于2022年1月发布了《罕见疾病药物临床研发技术指导原则》。有媒体报道了一位审评员的感慨，"在指导原则征求意见阶段，仅患者组织发来的邮件就有100多封。患者群体的积极响应，让我们深切感受到这项工作的意义所在。"

令人鼓舞的是，为满足罕见病患者的临床用药需求，国家有关部门陆续出台政策大力支持罕见病药物研发，加速罕见病临床急需药物的审评审批，罕见病药物研发在持续加速中。依据《中国新药注册临床试验进展年度报告（2022年）》，罕见病药物临床试验数量逐年递增，2022年共登记68项。从2018年起，国家药监局建立了专门通道，鼓励罕见病药物申报，加快审评。目前，在所有药品上市申请中，罕见病新药的审评审批时限最短，上市数量和速度都实现了提升。

2018年以来，中国批准上市的进口和国产罕见病药物已达68个。截至2022年底，在纳入临床急需境外新药的81个品种中，已有54个品种提出注册申请且均已获批上市，其中包括治疗罕见病的品种25个，填补了国内相关治疗用药的空白，为更多罕见病患者延缓病情发展、提高生活质量带来了希望。

2023年9月，在首届生物医药产业创新北京论坛上，国家药监局药审中心副主任杨志敏在发言谈到，我国正计划以罕见疾病为抓手，建立"以患者为中心的罕见疾病药物研发"框架，并于2023年底启动CARE计划。这是一项"以患者为中心进行罕见疾病药物研发"的试点行动，试点范围为针对罕见疾病的化学药品、治疗用生物制品、细胞和基因治疗，由研发单位报名参与，在药物研发的项目立项、临床试验启动、关键研究前、上市申请前、上市后研究等五个阶段各纳入1～2个品种，试点由罕见病患者参与研发过程，鼓励患者全程参与药物研发各个阶段。优先从罕见病领域入手，是考虑到其具有临床急需性。

罕见病药物研发是一项系统工程，离不开所有相关参与主体的智慧、付出与推动，包括受试者。2023年10月，在中国罕见病大会上正式发布的《中国罕见病行动倡议2030》行动计划里，首先提到的就是加强科普教育、提升公众认知。笔者由衷地希望，《罕见病药物临床试验受试者小宝典》能帮助有需要的受试者及公众进一步认识、理解、支持和参与罕见病药物临床试验，并在临床试验的参与过程中保护好自己的安全和权益，并最终有望从临床试验中获益。

没有受试者参与，就没有临床试验；没有临床试验，就没有新药；没有新药，又如何应对未满足的临床需求？让我们一起加油！

（作者：泰格医药　常建青）

满怀热情与决心，坚定不移继续前行

罕见病，如其名所示，多年前鲜少出现在公众的视线和话题中。但这并不意味着它们离我们很远。相反，罕见病就像隐藏在日常生活中的暗礁，随时可能给某个家庭带来巨大的冲击。根据《中国罕见病定义研究报告2021》的数据，全球已知的罕见病多达7000余种，而在中国，有超过2000万名的患者正在与这些疾病进行斗争，每年新增的病例超过20万。

这是一个庞大而常被忽视的群体。他们中的大多数在寻求治疗的道路上困难重重，因为很多罕见病都缺乏有效的治疗药物和方法。他们怀揣希望，一次又一次地参与临床试验，期待着能找到一丝生命的曙光。在这个过程中，他们不仅需要医疗上的关怀和照料，更需要科普知识和专业的临床试验信息来指引方向。

正是基于这样的背景和需求，临床研究促进公益基金联合泰格医药、蔻德罕见病中心等单位的专家，精心编撰了《罕见病药物临床试验受试者小宝典》一书。本书特邀中华医学会罕见病分会主任委员、北京协和医院院长张抒扬教授作序和担任主审，并邀请业内专家以问答、访谈和受试者故事的形式，用通俗易懂的语言，详细介绍了罕见病药物临床试验的概念、流程和风险获益，旨在为罕见病患者和他们的家庭提供一份实用的指南。

在编撰过程中，我们深感责任重大。力求准确地传递信息，让患者能够明明白白地了解药物临床试验的全貌，从而做出更明智的选择。

由于罕见病专家少、试验项目少，罕见病药物临床试验困难重重。幸而令人深感欣慰和鼓舞是，我们感受到了众多临床专家对罕见病（包括渐冻症、脊髓性肌萎缩症、硬皮病、小胖威利、杜氏肌营养不良、神经纤维瘤、庞贝病、低磷性佝偻病等）药物临床试验的热情和奉献。他们用自己的专业知识和经验，为罕见病患者点亮了希望的灯塔。而患者和患者组织和他们的家庭，不屈不挠、自强不息的精神，更是让人深受感动。在此，要特别感谢我的挚友胡丽萍女士对我的巨大和无私的帮助。

然而，罕见病药物的研发之路仍然任重而道远。大多数药物都源自国外研发，本土生物制药企业在这方面的参与还远远不够。因此，我们呼吁国家出台更多的法案和鼓励政策，以支持罕见病新药的研发工作。令人欣慰的是，我们已经看到了监管部门在这方面的努力和进步（详见常建青老师的介绍）。

最后，感谢所有为本书付出辛勤劳动的志愿者们，包括支持单位、患者组织、研究医院等。同时，也要感谢每一位读者，是你们的关注和支持，让我们有动力继续前行。

愿《罕见病药物临床试验受试者小宝典》能够继《药物临床试验受试者小宝典》《肿瘤药临床试

验受试者小宝典》等系列丛书之后，成为罕见病患者和家庭的一份宝贵财富，为他们在寻求治疗的道路上提供指引。罕见病患者不再孤单和罕见，他们逐渐都能够病有所医、医有所保，生活充满阳光和希望。

（作者：研发客、临床研究促进公益基金　毛冬蕾）